大腦喜歡你運動

台灣第一本運動提升EQ‧IQ‧HQ的生活實踐版

生活中，總被「壓力」追著跑嗎？想要心情好、記憶強，學習力佳？本書告訴你運動精進大腦的祕密，幫你找到改善情緒、增進學習力、提升正向能量，戰勝壓力的方法！

大腦喜歡你運動

台灣第一本運動提升 EQ、IQ、HQ 的生活實踐版

目錄

Chapter 1 改變觀念篇

Chapter5 改造篇

企業領導人聯名推薦
分享運動經

　　我規定自己每天都要走一萬步，開始運動後，我的身材與身體機能都能保持在最佳狀態。「運動」不是體力的消耗，而是體能的累積，你會發現自己愈運動愈有精神，也愈有活力，所有的鬱卒都不見了，運動絕對是提升自己身心健康最好的方法！

—— 王品集團董事長　戴勝益

　　透過流汗把不要的排出去，再把乾淨新鮮的氧氣和水分吸收進來，整個人就會更清醒！運動紓壓的好處值得大家來體驗！

—— 維他露集團董事長　邵瑋霖

　　每天早上我都會做一些暖身操，幫助自己精神充沛地面對接下來忙碌的一整天；即使出差，也會盡量找空檔做些簡單的運動。我覺得運動不一定非得要流很多汗，而是讓自己有機會放下工作，活動筋骨、提振一下精神，這樣工作效率會提升很多！

—— 陽明海運董事長　**盧峯海**

　　除了多走路之外，我還會用「多說話」的方式來運動，因為說話的同時腦筋也在動，自然能促進血液循環。不管是做哪種運動，運動完後坐下來休息喝杯茶，那種感覺真得很舒服，精神自然也跟著好起來。當然啦，運動的好處，親身體驗才會知道！

—— 崇越電通榮譽董事長　**王純健**

　　我從小就有運動的習慣，也因為這樣對我的事業幫助很多，因為運動讓我身體健康、個性開朗、心情愉快、頭腦清楚而作出正確的決策，希望大家多多來運動！

—— 美吾華懷特生技集團董事長　**李成家**

　　職場生涯的起伏不定讓我遇到不少挫折，多虧運動培養了我堅韌的抗壓性，讓我能更堅強的去面對、處理問題，而且運動也讓我更有企圖心，要求自己不斷上進，運動真的是一件很棒的事！

── 華國飯店總經理　**廖裕輝**

　　我覺得把身體照顧好，才有餘力作其它的事情，畢竟沒了健康，再多的財富、再成功的事業都是無意義的。運動可以讓人精、氣、神都保持在最好的狀況，當大家都能保持健康，就能減少健保資源的消耗，讓國家將省下的錢拿去做更多有意義的事情，因此，我誠摯邀請大家一起來運動！

── 和泰興業董事長　**蘇一仲**

　　運動汗流浹背之後，全身舒暢心情好，看什麼都覺得美！而且，運動讓身體變好，做什麼都有勁，人生自然更加幸福快樂！

── 康軒文教集團董事長　**李萬吉**

運動後流一身汗水，會讓人覺得心情很舒服，壓力也會跟著紓解。我希望每個人，不管做什麼運動，每天都至少要做一項來幫助紓解壓力！

—— 和成集團總裁　**邱俊榮**

我覺得身體不好，人就會消極，工作上也很難做長遠的規畫。年輕時不懂保養，身體很不好，開始騎單車運動後，肝病、五十肩等毛病均有改善，也讓我能夠負荷每天沉重的工作量。所以，不管是騎單車、游泳、或是簡單的伸展操，只要動一動，就能感受到運動帶來的好處！

—— 台灣汽車冷氣公司總裁　**游倫輔**

「運動」等同於「健康」，不論是為了自己的健康，或為了興趣也好，人一定要運動，而且為了持續下去，要多給自己運動的理由，不要給自己不運動的理由！

—— 太古集團標達國際汽車台灣分公司總裁　**黃齊力**

　　為了處理跨國案件，必須配合歐美上班時間而連續熬夜，多虧運動讓我有足夠抗壓性、精神與體力，來應付這樣的繁忙；全家人一起騎腳踏車運動的周末時光，也讓彼此關係更加緊密。運動的好處說不完，快加入運動的行列吧！

── 勤業眾信財務諮詢顧問總經理　**陳威宇**

　　從球場退休後，我依舊保持大量運動的習慣，因為有健康的身體才能紓壓，也能維持體重，若不想犧牲吃喝的口腹之慾，就一定要運動。我也一直鼓勵我的員工多運動，我深信只要身體健康，工作效率就會提升，更能幫公司的忙！

── 好市多台灣區總經理　**張嗣漢**

運動
為你甩開壞情緒！

文／姚思遠（董氏基金會執行長）

　　董氏基金會多年來致力推動憂鬱症防治，除了提供各式資訊，協助大眾正確認識憂鬱症外，也不斷提醒大眾，要找到適合自己的方式，適時有效的紓壓，才能預防憂鬱症。

　　從三年前開始，董氏基金會為了讓兒童、青少年從小開始就能了解情緒、身體健康與運動的關連性及運動紓壓的重要性，積極進行與各級學校及贊助企業單位的合作，舉辦了「樂動小將養成計畫」。這個計畫從 2010 年 3 月開跑，至 2012 年 1 月止，已順利完成了四個階段，每一階段都獲得參與學校家長、師生的熱烈響應，我們也期望「樂動小將養成計畫」能夠持續進行，讓更多的企業與學校共同參與，有效建立運動紓壓的觀念。

　　基於「樂動小將養成計畫」的成功，我們深信「運動」這個紓壓妙方，對一般社會大眾也會一樣有幫助。但是成年人常一提到「運動」，總會找到許多藉口逃避，就算有運動意願者，也常找不到適合的方法，本會於是出版《大

腦喜歡你運動—台灣第一本運動提升 EQ、IQ、HQ 的生活實踐版》一書，一方面為不想運動的人，找到動機和衝勁去運動；另方面也為本來想運動卻找不到好方法的朋友，建議適合的運動。書中也提供許多專家學者的理論觀點來佐證運動的好處，也訪問不少原本被憂鬱情緒困擾但又不想運動的人，在接觸適合自己的運動後，產生了許多改變，為原本悶悶不樂的壞情緒和莫名的壓力，都找到了宣洩的出口。

　　本書一開始的「改變觀念篇」就介紹了運動與大腦的關係，也進一步從學習觀點告訴讀者，運動可以刺激腦部，增強學習力，所以補習、補腦，不如補運動，我們在樂動小將中也發現愛運動的孩子，學習力更佳。想要增進學習力？想要改善情緒？本書帶給你答案，為你找到適合運動的有效方法！

Chapter1
改變觀念篇

- 運動，IQ 與 EQ 突破的祕密
- 運動戰勝壓力的奇蹟密碼
- 動出抗壓力的 4 大關鍵！
- 7 個好處，讓你非動不可！
- 運動是良醫，全球掀起運動浪潮
- 改變，從現在開始！
- 想紓壓，怎麼動才有效？

1-1
運動
IQ 與 EQ 突破的祕密

為什麼有些人會玩，書又讀得好？
為什麼有些業務員老往健身房跑，業績依然嚇嚇叫！
美國哈佛大學精神科教授約翰‧瑞提（John Ratey）的實驗證明，
運動可刺激腦部，增進學習力，倡導「補習、補腦不如補運動」，
諸多研究也顯示，運動可以改善情緒，
想提升 IQ 與 EQ，「動」就對了！

　　1997 年時，被稱為「健身運動心理學之父」的 Bill Morgan 指出：「我們不用再去探索，身體活動對心情的改善有沒有好處，因為不管是在實證性研究或是一般人的感受上，這效益都已被證實！」另一位健身運動心理學的先趨者 Dan Landers，也在 2007 年的研究報告中提醒：「早期的調查發現，身體活動跟心理健康有相關，而最近我們更加瞭解，身體活動可以實質改善心理的健康，例如可以降低焦慮、憂鬱，讓心情、情緒、認知功能變好。」

運動提供身心
正面能量

國立體育大學教練研究所助理教授，同時身兼國體「身體活動心理學暨認知神經科學實驗室」主持人的張育愷強調，根據這些學者提出的論點，我們應該更進一步探討為何運動能改善心理健康的機轉，同時善加利用這些優點來增加正向情緒、提升自我認知、認識自己的身體，如此不但能增加自信心，碰到問題跟挫折時，也更能迎刃而解。

國立體育大學體育學院院長盧俊宏表示，從生理的角度來看，規律的運動可以改變身體的結構跟組成，例如減低肥胖、增加骨質密度跟關節韌帶的力量，還能預防心血管疾病、癌症、糖尿病、高血壓；從心理的角度來看，運動對於改善焦慮、憂鬱、性生活，以及提升生活品質上，都有很大的幫助。算一算，運動可為身心帶來的好處估計多達 100 多種，而且還在持續不斷的被發掘中。

活化大腦
提升 3Q

「健康運動聯盟」理事長葉金川也強調，運動可以改變人們的 3Q，首先

是讓人更聰明的 IQ，第二個是消除壓力與焦慮、讓人情緒穩定、心情變好的 EQ，第三個是增加體力或體能的 HQ。

的確，運動不只有益身體健康，愈來愈多研究報告顯示，運動對於大腦及心理方面也有很大的幫助。中央大學認知神經科學研究所所長洪蘭曾表示，運動可以改善情緒，提升孩子的學習力。張育愷助理教授從長期的研究及實驗中觀察發現，運動不但可讓人增加自信心、幫助紓解壓力，也能提升自我認知功能、預防老人失智、增加閱讀能力、讓學業成績表現更好、甚至變得更聰明。

規律運動如同為身體做定期保養，排解沮喪憂鬱等負面情緒、避免疾病疼痛纏身。因此，再忙碌也千萬別放任自己偷懶、不運動，現在就開始，用心感受運動帶來的各種好處！

（採訪整理／吳佩琪）

1-2
運動戰勝壓力的奇蹟密碼

「壓力好大！」是現代人常脫口而出的話。

長時間與壓力周旋，會使人記憶力下降、影響競爭力。

研究發現，想要紓壓、讓大腦處於最佳狀態，

祕密武器正是「找機會運動一下」！

　　世界衛生組織預言，憂鬱症、癌症與愛滋病，將成為 21 世紀危害人類健康的三大疾病，而未來 20 年內，憂鬱症也可能超越心臟病與癌症，成為全球最常見的疾病。根據世界衛生組織估計，全球有 2～4 億人正為憂鬱症所苦，而且人數還在持續不斷增加中。

　　其實不只是憂鬱症患者，很多人也經常被憂鬱、沮喪、焦慮等負面情緒所困擾。董氏基金會在 2010 年進行「憂鬱現況」與「運動紓壓」網路調查（有

效問卷為 5639 份），結果顯示 11.8％的成年人有明顯憂鬱情緒，需尋求專業協助。

根據這次調查結果得知，情緒穩定者占 21.2％、情緒起伏不定者占 22.2％、壓力已到臨界點者占 44.9％，而從整個調查結果分析，女性有明顯憂鬱的比例略高於男性。以職業別來看，有明顯憂鬱情緒，需專業醫療協助者，以待業中的比例最高占 33.7％，其次為無業者（一直都沒有工作）占 31.8％，再者為學生占 31.2％，且達顯著差異。值得注意的是，從事服務業者有近八成（79.5％）壓力到達臨界點。

青少年升學壓力大
1/5 的人有明顯憂鬱情緒

為了進一步追蹤學生們面對壓力的情緒反應，董氏基金會 2011 年針對台灣五都（台北市、新北市、台中市、台南市、高雄市）國、高中職學生進行運動狀況、壓力源與憂鬱情緒的相關性調查，結果發現 18.1％的青少年有明顯憂鬱的情緒，若以教育部 99 學年度五都國、高中學生人數共約 100 萬人來換算，等於在五都中，有超過 18 萬名的國、高中學生有明顯憂鬱情緒，也就是說，將近每 5 位青少年就有 1 人有明顯憂鬱的情緒，需尋求專業協助。

青少年壓力來源的前 5 名分別為「課業、考試成績不佳」、「父母對自

己的期待」、「人際關係」、「身材外貌」、「與父母的關係不理想」，結果和董氏基金會於 2002、2010 年兩次調查結果相近，可見對國、高中生來說，課業、考試仍是最主要的壓力來源。

壓力
危害現代人身心健康

「壓力」，如影隨形的存在生活中，當我們感受到壓力時，大腦會釋放出過多的壓力荷爾蒙「皮質醇（又稱可體松）」，雖然適量的皮質醇有助於維持海馬迴的功能，但如果長期承受壓力，導致皮質醇分泌過量，就會讓海馬迴萎縮，甚至連身體的消化器官、免疫功能都會受到損害。因此，壓力不只讓人情緒低落、喘不過氣來，嚴重時還會危害身體與大腦健康！

陽明大學運動醫學健康科學研究中心教授陳俊忠指出，一項針對台北市政府員工壓力荷爾蒙檢測結果，發現一級、二級主管的體內皮質醇分泌普遍偏多，腰圍也跟著較大，可見長期處在壓力之下，情緒無法得到適時紓解時，可能會藉由暴飲暴食的方式來發洩。

正因為壓力荷爾蒙常常會讓人不知不覺中吃下太多高熱量的食物，而且下次壓力來臨時，必須吃更多才能得到滿足，所以體重很容易跟著直線上升，進而引發各種疾病，危及身體健康。

活動量少
讓憂鬱症有機可趁

　　生活便利，使得許多人不管到哪裡都由車子代步，只要有電梯就絕對不爬樓梯，加上整天坐在辦公桌或電腦桌前，很容易感到腰痠背痛、思緒不清。國立體育大學體育學院院長盧俊宏表示，現代人多半是「坐式生活」，這種缺少活動的生活型態，容易導致體內的激素跟內分泌不正常，加上生活緊張、步調快，體內的生物胺分泌容易失調，造成憂鬱症機率大增。

　　國立體育大學教練研究所助理教授，同時身兼國體「身體活動心理學暨認知神經科學實驗室」主持人的張育愷進一步舉「人類學假說」為證，遠古時代，因為以打獵維生，平均要走 8 至 12 公里才能找到下一餐的食物，所以每天的運動量都很足夠。一直到工業革命之後，機器取代了手工，生活變得十分便利，人類活動的機會變少，憂鬱症的病患也跟著增加了不少。

紓解壓力
多運動準沒錯

　　目前對於運動益處的研究，已明確指出運動包含以下好處：

1. 增進健康體能：心肺耐力、柔軟度、肌力與肌耐力。

2. 促進心理健康：避免憂鬱和改善認知功能。

3. 改善疾病危險因子：高血壓和高膽固醇。

4. 改善功能性能力：從事每日生活所需的活動之能力。

5. 降低罹患疾病的風險：冠心症、中風、部分癌症、第二型糖尿病、骨質疏鬆、憂鬱。

6. 降低死亡率。

　　然而，除了增進身體健康外，諸多研究皆證實運動有助於紓解日常生活所累積的壓力，避免產生憂鬱症等心理疾病。

　　綜觀國內近五年 17 篇以教師、臨床護理人員、中年婦女、中老年人、企業員工等為研究對象，探討運動與壓力之間相關性之研究期刊與論文，研究結果皆指出，有規律運動者在生理、心理健康與壓力處理程度，顯著優於沒有運動習慣的人。

　　從壓力的本質來看，壓力源自於外在事件需求與內在掌握資源間的落差，因此壓力的解除可能是外在事件需求下降，或是內在掌握資源的提升，故在外在事件需求不變的前提下，提升內在掌握資源是壓力解除的必要途徑。屏東科技大學休閒運動保健系副教授徐錦興表示，面臨壓力時，運動的介入能產生轉移作用，使人專注在運動當中，暫時將注意力從壓力事件中移轉出來；另一方面，透過運動使人有自新、自信的感受，更能積極面對人生。

　　中華民國體育學會理事長、台灣師範大學運動與休閒學院院長張少熙也指出，運動時體內分泌的腦內啡，能夠帶來愉悅感，使心情變好。台灣師範大學體育學系教授卓俊辰表示，運動有助於放鬆心情已獲得國際各大研究證實，國際運動心理學會也指出，運動能有效減少憂鬱、焦慮與緊張的心理情緒，如果能在平時養成運動習慣，就能一點一滴紓解壓力，壓力就自然不會累積到難以處理的情形，進而嚴重造成憂鬱症、躁鬱症等需要接受專業醫療的程度。

運動小辭典

腦內啡（endorphin）

進行長時間、連續性的、中量至重量級的運動，將肌肉內的醣原（又稱肝醣）用盡，只剩下氧氣時，大腦便會分泌腦內啡。台灣師範大學體育學系教授卓俊辰指出，腦內啡有類似嗎啡的效果，能使身心愉悅、產生舒適感，更重要的是沒有不良副作用。腦內啡的分泌就是藉由運動使心情愉悅的重要生理因素。

運動紓壓
可視為休閒治療的一種

　　許多憂鬱症患者會接受「談話治療」來改善病情，而休閒治療就如同談話治療一樣，是治療憂鬱症的一種方式。然而，對有些憂鬱症患者而言，言語溝通可能反而會增加他們的壓力，或者一開始很難對別人敞開心房，如果能用「非語言的治療」，而且是他們感興趣的項目，讓患者達到忘我、樂在其中、享受成就感、得到滿足等效果，對情緒的控制會很有幫助。因此，近年來開始出現「園藝治療」、「寵物治療」、「舞蹈治療」、「音樂治療」等休閒治療內容。

　　長期從事運動員心理諮商的台北體育學院休閒運動管理學系副教授鄭溫暖表示，從心理治療的角度來看，「運動」也是休閒治療的一種，當壓力揮之不去時，找一種自己喜歡的運動項目並專注的完成，不僅能發揮轉念的效果，讓自己在過程中忘記煩惱，轉換心情外，還能從中得到成就感、掌握感與樂趣，達到紓壓功效的同時還能訓練身體的肌力，讓身心靈都得到幫助。

（採訪整理／吳佩琪、黃倩茹）

1-3
動出抗壓力的 4 大關鍵！

運動對於抗壓解憂的效果，
已獲專家學者一致推崇，
但是，為什麼運動完後心情會變好？

　　現代人身體活動量變少，是導致憂鬱症罹患率增高的原因之一，許多人會到精神科或身心科尋求緩解壓力與改善憂鬱情緒的方法，不過，愈來愈多運動心理學者倡導「利用運動來紓壓」。美國運動協會首席運動生理學家 Cedric Bryant 博士即表示，運動可緩解輕度憂鬱症、提振心情、以及讓人在困難的時刻保持冷靜。運動之所以能紓解憂鬱情緒，主要有以下 4 大關鍵：

關鍵 1
調節神經傳導物質正常分泌

　　人體的大腦大約有 1000 億個神經元，這些神經元是讓腦部組織能夠發揮功能的基本成員。有趣的是，所有的神經元並不是緊密靠在一起的，而是間隔著「突觸」，彼此之間沒有辦法直接接觸。所以，當大腦開始運作，神經元想傳遞訊息給另一個神經元時，必須越過突觸才能成功傳達。

　　不過，神經元想越過突觸，把訊息電流傳給另一個神經元，也不是一件容易的事，必須靠「神經傳導物質」來來回回的連繫，才能將整個大腦迴路聯結起來。神經傳導物質又分成許多種，其功能迥異，會讓人產生不同的心情，例如「正腎上腺素」會使人興奮，而「多巴胺」會讓我們感到快樂。

　　國立體育大學體育學院院長盧俊宏表示，大腦牽涉到一個人的情緒與認知，而大腦所分泌的激素（神經傳導物質）與記憶、學習以及情緒皆有關係，例如「正腎上腺素」會讓我們保持警覺心，如果分泌不足的話，就會感到懶洋洋；「多巴胺」能讓心情愉悅；「血清素」則是與提升情緒、記憶有關。生活中有許多因素，例如老化、壓力、環境、飲食、睡眠不足等，皆會影響體內激素的分泌，讓原本平衡的狀態失調。

　　神經傳導物質的分泌會影響人們的心情與認知，因此在腦力與情緒的展現上，扮演著舉足輕重的角色。國立體育大學教練研究所助理教授，同時身兼國體「身體活動心理學暨認知神經科學實驗室」主持人的張育愷進一步指

出，憂鬱症是神經傳導物質耗盡的結果，焦慮症則是神經傳導物質分泌太多，這些都是因為大腦自我調節功能喪失，所以造成分泌不平衡。雖然利用藥物治療能調節大腦的神經傳導物質，然而，以長遠的角度來分析，還是運動紓壓的效果比較好。

國內外眾多研究均證實規律的運動可以調節正腎上腺素、多巴胺及血清素的分泌，對大腦的運作造成影響，達到紓解壓力的效果。例如憂鬱症患者常常需要服用百憂解，它是一種刺激大腦分泌「血清素」的藥物，不過，隨著時間消逝，這些血清素還是會慢慢被消耗掉，所以需要一再的服用藥物，才能讓腦中的血清素維持在足夠濃度。而運動不但能幫助大腦自己分泌血清素，如果維持長期且規律的運動，還能慢慢恢復大腦自我調節的能力。一旦大腦的神經傳導物質分泌趨於正常，心情不再一直上下起伏，情緒得到良好的控制，自然能達到紓壓的效果。

神經傳導物質的作用

神經傳導物質	作用	可能產生的影響
正腎上腺素	提升注意力、警覺心	懶洋洋、沒有活力
多巴胺	心情愉悅、幸福感	憂鬱、抑鬱
血清素	記憶、學習、快樂	記憶衰退、悲觀、憂鬱

知識小學堂

運動紓壓 VS. 藥物調節情緒

	優點	缺點
運動紓壓	1. 促使大腦分泌神經傳導物質，並且恢復自我調節功能。 2. 沒有副作用。 3. 有額外的附加效果（如健身、瘦身、慢性病控制等）	1. 一開始可能有壓力、疲勞感，需一段時間才能適應。 2. 一次性運動紓壓的效果不像藥物那樣長久。 3. 如果只是暫時心情不好，藉由運動可馬上紓解，但如果是長久以來的憂鬱，通常必須持續運動 2～3 個月以上，才能得到比較好的效果。
藥物調節	方便、立即見效。	1. 需經常、不間斷的服藥。 2. 可能造成藥物成癮。 3. 容易有副作用。 4. 只是暫時增加神經傳導物質，大腦無法自我調節。

關鍵 2
分泌「腦內啡」，讓人 high 起來

很多運動員都曾有過跑步產生快感、興奮的經驗，研究證實，這種「自然 high」的感覺是因為劇烈運動後，大腦製造「腦內啡」所帶來的感受。腦內啡就像是天然的嗎啡，除了鎮痛之外，還會讓人有幸福、快樂的感受。

不過，利用運動來紓壓也並非全無缺點。張育愷助理教授坦言，一提到運動，有些人馬上會感受到壓力，覺得會造成身體勞累、滿身大汗，感覺很不舒服，加上一次性運動的紓壓效果不像藥物那樣長久，所以很多人還是裹足不前。

關鍵 3
提升體適能，降低壓力荷爾蒙引發的不適

當我們面對壓力或緊急狀況時，體內會分泌壓力荷爾蒙「皮質醇」，而皮質醇會導致心跳加快、血壓增高、呼吸急促，連肌肉都會變得緊繃，此外，皮質醇還會分解蛋白質與脂肪，提供身體能量來面對壓力。

張育愷助理教授解釋，遇到壓力或緊急狀況，人類最原始的反應就是 Fight or Flight（戰鬥或逃離），這時身體會動員許多機制來應付突發狀況，

而跟 Fight 或 Flight 無關的功能，例如消化系統跟免疫系統就會暫時被壓抑。壓力狀況解除之後，皮質醇的分泌量會恢復正常，身體的各個系統才能正常運作。

如果一個人長期處在高壓的狀態之下，皮質醇的分泌量總是處在高檔，身體的生理功能會一直被壓抑，健康就會開始拉警報，例如出現胃痛、拉肚子、腸燥症、免疫功能失調、失眠、焦慮等症狀。另外，當我們面對壓力時，脂肪會被分解成游離脂肪，以便提供身體能量，如果壓力一直都無法紓解，就會產生過多的游離脂肪，而且會一直堆積在血管中，不但是造成心血管疾病的危險因子，嚴重的話甚至可能猝死。

一個經常運動的人，體適能一定比不運動的人好，面對壓力所產生的種種生理反應，也會恢復的比較快，因而能減少皮質醇對身心的危害。而憂鬱症患者，通常因為缺少運動，造成體力下降，進而無法應付皮質醇大量分泌時所引發的症狀。

關鍵 4
提高自信心，增加正向情緒

運動可以藉由生理上的改變、內分泌的調節，達到紓壓的效果。相同的，運動也能帶來心理層面的變化，進而影響情緒的好壞。張育愷助理教授認為，

運動有助於突破自我，建立自信心，這樣遇到困難或挫折時，也就不會那麼在意。

　　台北體育學院休閒運動管理學系副教授鄭溫暖補充，成就感可以帶來自信心，當自信提升之後，承受壓力的能力也會變強，遇到挫折或困難就不會那麼容易沮喪，也能試著去解決。

　　運動心理學者 McAuley 及 Rudolph 曾經以文獻回顧的方式，搜集了 38 篇以中老年人為對象的研究，統計之後發現其中有 28 篇文獻認為，運動可以增進個體的心理安寧、熟練駕馭感、生活滿意度，同時也能改善情緒與降低負面感受。盧俊宏教授表示，當個體體適能變好、體力受到改善，也會擁有自信、自尊，凡事都會往正面看，即使面對痛苦或困難的情境，也不會鑽牛角尖，而是持續努力完成目標。

　　英國里茲都會大學 2004 年時研究發現，經常使用公司內部健身房的員工，比一般人更有生產力。美國內帕維學區的學校也規定高一學生必修方塊舞課，以舞蹈做為基礎架構，讓學生熟悉社會技巧，並且建立自信心，可見運動能帶來正向影響力。

　　一項發表在「環境科學與技術」期刊的英國研究也指出：每天進行 5 分鐘身處於大自然的「綠色運動」，心情、自信心和精神健康皆能獲得改善。該研究從英國十項研究中抽取 1252 位研究對象以進行資料蒐集，這十項研究涵蓋了各種戶外活動，包括：園藝、散步、騎自行車、划船、釣魚、騎馬

和農耕。研究證實，「綠色運動」有助於精神和生理健康。此外，最好的效果在活動 5 分鐘後就出現，之後效果降低，但仍有正向影響。

為了探討健身運動對自信、自尊、樂觀等心理層面的影響，盧俊宏教授曾經針對 86 名非體育科系的女生進行研究，當中 42 名被歸為實驗組，另外 46 名則為對照組，實驗組必須進行每週 3 次、為期 10 週的重量訓練。研究結果發現，實驗組在訓練後的安靜心跳率、總皮脂厚度、淨體重，以及全身各部位肌力都有明顯改善，更重要的是，實驗組的整體表現比對照組優異。而在心情方面，實驗組的「活力」高於對照組，而「緊張」、「疲勞」，尤其是「負面心情」的分數，都明顯低於對照組。由此可知，長期、規律的重量訓練，除了可以增加個人生理方面的益處，還有助於提高正面的自我認知、降低負面心情、提升正向情緒。

從國內外的研究可以得知，運動跟心理的安寧與正向情緒有關，而這種關係往往是伴隨著生理機能的改善而來。換言之，如果一個人能透過健身運動改善體能，讓自己充滿活力，就比較不容易感受到緊張或疲勞的負面情緒，也會活得更輕鬆、愉快！

（採訪整理／吳佩琪）

1-4
7 個好處
讓你非動不可！

心情好、記憶佳、學習力強……
運動就是這麼神奇，
讓你一動就上癮！

　　壓力過大，是現代人的大敵，長期處於壓力下的人，不僅免疫系統的功能會降低，還會引發緊張、焦慮不安等心理反應，若壓力持續存在，可能會出現「憂鬱症反應」，嚴重時會導致自我傷害。

　　運動對於紓解壓力的效果已獲得多項研究證實，時時動一動，也能提升體能、促進代謝，增進身體健康。然而，運動帶來的好處絕對不只這些，根據實證研究，規律的運動可為身心帶來以下好處：

1. 讓灰濛濛的憂鬱情緒轉晴

1999 年，美國杜克大學的詹姆士‧布魯拖曼（James Blumenthal）與研究同仁，針對運動與抗憂鬱症的關係進行研究。研究人員將 156 名重度憂鬱症患者隨機分為藥物組、有氧運動組、藥物合併有氧運動組等三組。經過 16 週的實驗後發現，3 組患者的憂鬱症狀都有緩解，而且半數患者脫離了憂鬱症，顯示運動的抗憂鬱效果跟藥物一樣好。

另外，一份針對英國中年男子運動習慣的研究報告指出，經常大量運動的男性，接下來 5 年內罹患憂鬱症或焦慮症的機率，比起同年齡、沒有運動習慣的男性低 1/4。

陽明大學運動醫學健康科學研究中心教授陳俊忠表示，的確有很多研究結果指出運動能有效減少憂鬱的情形，因為運動能消耗皮質醇，同時分泌腦內啡，讓心情感到愉悅。此外，心情不好時，若能從事喜歡的運動，鬱悶的感覺也會被運動的快感取代；心煩意亂時，運動也可以發揮轉念的效果，讓自己暫時逃離相同的環境，而不會一直陷在負面情緒裡。

2. 增進記憶力

人類的大腦是有趣且複雜的器官，結構精密且運作工程非常繁雜。已經

有許多研究報告顯示，運動可以增加大腦神經元，讓腦部的神經迴路變得比較緊密。

大腦神經迴路就像電腦網路，頻寬愈大，網路連結速度愈快，工作就愈有效率。想想看，寬頻網路與撥接網路的速度相差多少？若能讓大腦迴路的連結功能變強，思考能力也會增強，當然會更聰明。

想讓大腦迴路變強，連結功能升級，首要條件就是增加大腦神經元，增長神經纖維，大腦迴路的運作自然會更有效率。除此之外，如果能有充足的營養來滋養神經元及大腦的其它組織，工作效率當然會更好。

幸運的是，提升大腦迴路的工作效率並不需要太複雜的方法或花大錢，只要運動就可以。

國立體育大學教練研究所助理教授，同時身兼國體「身體活動心理學暨認知神經科學實驗室」主持人的張育愷表示，運動能增生大腦神經元，促進大腦分泌 BDNF（Brain-derived neurotrophy factor，腦衍生神經滋養因子）。BDNF 可提供神經營養與保護，促進海馬迴、皮質、紋狀體、大腦神經元的分化與存活，因而被視為大腦的肥料。

此外，BDNF 也能調節基因突觸傳遞功能、刺激突觸蛋白質的合成作用，來增加突觸的傳遞能力，改變大腦神經迴路的設定，進而增進大腦的可塑性。因此，BDNF 能讓大腦迴路發揮更棒的工作效率，讓我們的學習、思考跟反應能力變佳。

除了 BDNF 之外，運動時體內也會分泌神經生長因子（NGF）、第一類型胰島素生長因子（IGF-I）、第二類型纖維母細胞生長因子（FGF-2），這些生長因子會跟 BDNF 共同合作，提升大腦的記憶與學習功能。

3. 提升學習力

張育愷助理教授提到，美國腦神經科學家 Van Praag 曾做過一個著名的實驗，證明運動對大腦的效益。Van Praag 把老鼠分為 5 組，讓它們進行不同的活動，利用實驗來探究運動跟海馬迴神經元增生的關聯性。

第一組：把老鼠放入什麼物品都沒有的籠中。
第二組（學習情境）：利用食物，誘導老鼠跑迷宮。
第三組（強迫運動）：把老鼠放在水池裡強迫游泳。
第四組（自主運動）：在箱中放入滾輪，讓老鼠自動自發、盡情去跑。
第五組（環境豐富）：在籠子裡擺滿樓梯等各式各樣玩具，讓老鼠必須隨著環境活動。

實驗一天後，老鼠大腦細胞的切片結果顯示，只有自主運動組的老鼠，大腦海馬迴神經元有增多的現象；四週後，自主運動組與環境豐富組的老鼠，

大腦海馬迴的神經元都有增加。張育愷助理教授表示，從實驗結果可以推論，運動能促進大腦海馬迴的神經元增生，而且自動自發的運動，會比被迫運動效果好。

　　海馬迴跟大腦的記憶功能相關，由此可知，運動能增進記憶與學習的能力。張育愷助理教授表示，現在已有研究報告顯示，有運動的小朋友大腦海馬迴的容量比較多；2006年，健身運動心理學者Miller也提出，肥胖的小朋友，智力比同齡正常體重的小朋友減少30％。因此，若能利用運動保持理想體重，對大腦及學習方面都有助益。

　　健身運動心理學者Davis，曾經針對小朋友的運動行為跟學業成績表現做研究。他將小朋友分為三組，第一組完全不用運動，第二組進行每次20分鐘的運動、每週5次，總共為期15週的運動，第三組則是每次40分鐘、每週5次，亦為期15週的時間。Davis在2007年發表此研究結果，說明每次從事40分鐘的小朋友，對事情的計劃能力最好，而另外二組的差異性並不大，可見如果要用運動來增進學習能力，每次20分鐘顯然不夠。

　　張育愷助理教授進一步指出，腦波研究發現，運動可增加大腦的注意力，而且也能改變大腦組織，讓灰質、白質的密度增加，所以記憶能力、智力也會跟著提升。過去90％的研究報告都指出，有氧運動可以改變大腦組織，不過，張育愷助理教授在2009年時研究發現，除了有氧運動之外，阻力運動對認知功能的改善，也有顯著的效果。該實驗是以一個人可舉最大重量的

70%，最多舉 10 下的程度來進行研究，例如一個人最多可舉 20 公斤，實驗時就讓他舉 14 公斤的重物、最多 10 下之後，進行「神經心理測驗」，結果證實阻力運動能改善中老年人與年輕人在執行功能的高階認知表現。

4. 改善睡眠品質

西北大學醫學院首度檢視有氧運動對失眠中老年人的影響，發現相較於其他非藥物的治療，有氧運動是改善人們睡眠品質（包括睡眠持續時間）、讓人充滿活力的簡單方法。

該研究對象包括習慣久坐的 23 位成年人，主要是 55 歲以上的女性，這些個案難以入眠、不易維持睡眠，連帶影響白天作息。研究者將其分為兩組，一組為身體活動組，一組為非身體活動組，實驗期間為 16 週。

身體活動組每週至少進行兩項能達到 75% 最大心律的運動，如踩固定式腳踏車、走路或在跑步機上運動；非身體活動組則每週見面 3 到 5 次，每次 45 分鐘，進行消遣性或教育性的活動，如烹飪課程、博物館講座等。

結果從事運動的個案表示，睡眠品質從不佳轉為良好、較少的憂鬱症狀、更有活力、白天也較少睡覺。參與者在匹茲堡睡眠品質量表中的分數平均下降 4.8%（分數愈高表示睡眠問題愈嚴重）。睡眠障礙中心主任 Phyllis Zee 博士表示，運動有助新陳代謝、體重控制和心血管健康，也證實有助於睡眠。

5. 預防失智

除了增進記憶力、提升學習力、改善睡眠品質之外，運動也能預防老人失智。2003 年美國伊利諾大學曾經發表研究報告，指出長期運動的老人反應速度較快，對於空間性與控制性的認知功能較好，而且執行功能也比沒運動的長者優異。

所謂執行功能是一種「高級的認知功能」，它包括了注意力、情緒的調節、計劃能力、抑制能力、協調能力、組織能力、初始或停止等行為，以及語意傳達的訊息。執行功能也是精神醫學界判斷老人失智的重要依據之一，由於運動可以提升老人的執行功能，故具有預防失智的效益。

6. 降低罹癌風險

檢視衛生署公布的 2010 年國人十大死因，包括惡性腫瘤、心臟病、腦血管疾病、糖尿病、高血壓等，這些現代文明病很多都是因為飲食西化、缺乏運動所引起。值得一提的是，癌症、心臟病、腦血管疾病、糖尿病、高血壓等，都跟肥胖直接或間接相關，而這些疾病也都能用運動來改善。

惡性腫瘤（癌症）已經連續 29 年蟬連十大死因榜首，平均每 12 分鐘 48 秒就有 1 人死於癌症。根據統計，只要罹患癌症，平均減少14.7年的壽命，

所以現代人總是聞癌色變。其實，許多癌症跟飲食及生活型態有很大的關聯，只要規律的運動，就可以有效減低罹癌風險。

國立體育大學體育學院院長盧俊宏教授解釋，這是因為運動可以促進腸胃蠕動，進而影響代謝功能，讓排便更順暢，所以能有效縮短致癌物質在大腸中停留的時間，降低結腸癌、直腸癌的罹患率。此外，運動能減少女性雌激素的分泌，對於乳癌的防治也有一定的效果。同樣的，運動也能減少男性荷爾蒙的分泌，所以能有效降低男性罹患前列腺癌的機率。

7. 防治三高、糖尿病

運動對於三高與糖尿病等問題，也具有防治效果。運動過程中，因為生化及代謝作用的影響，不但可以改變血壓，連血液中的成分，如膽固醇及三酸甘油酯都會跟著降低，因而減少中風、冠狀心臟病及心血管疾病的罹患率。

運動也有助於控制血糖，對於糖尿病的防治，效果十分顯著，所以很多醫生都會建議糖尿病患多運動。林口長庚醫院精神科主治醫師劉嘉逸表示，英國醫生為病人開的處方裡，除了治療的藥物之外，也常常增加「運動」這個項目，因為運動確實能降低血糖、血壓、血脂肪，減少罹患糖尿病、高血壓等慢性病的機率，而且又沒有副作用，對病人而言，相當有助益。

（採訪整理／吳佩琪）

1-5
運動是良醫
全球掀起運動浪潮

世界各地都在瘋運動，
國內也不遺餘力，
不僅政府推廣，民間機構也紛紛響應，
一同打造全民健康的運動寶島！

　　藥物和心理治療是目前憂鬱症的主要治療方式，不過，國內外已經有許多研究報告證實，運動確實能緩解負面情緒，為心理健康帶來正面影響，「運動能紓壓」的觀念也已被廣為接受，不少醫生會建議情緒低落的人除了藥物之外，還可搭配運動來紓解壓力，美國健康夥伴醫療集團（Helth Partners Medical Group）就將走路和運動視為憂鬱症治療的處方之一，鼓勵患者每週從事 3 ～ 5 天，每次至少 30 分鐘的運動。

運動處方
掙脫憂鬱枷鎖

　　運動心理學家 Dishman 在 1986 年時曾經針對 1750 位內科醫師做過調查，結果發現 85％的醫師把運動當成治療沮喪病人的處方，而 65％的醫師則把運動當成治療焦慮病患的處方。

　　澳洲墨爾本大學也在 2010 年發表研究成果，認為運動有助於降低產後憂鬱症。這項研究指出，生產完 6 個星期後的女性，只要參與一項溫和（低強度）運動，罹患產後憂鬱症的風險可減少一半，同時為健康帶來正面的影響。在台灣，董氏基金會在 2009 年時，針對大台北、大高雄地區民眾進行抽樣調查，結果發現參與運動的人較不憂鬱，而過去一個月，有運動的人也比沒運動的受訪者，有憂鬱情緒的比例較低。

　　正因為運動能有效降低慢性病、憂鬱症及老人失智症的罹患率，達到節省社會成本的功效，很多國家都把倡導民眾運動納入施政方針。加拿大政府即推動「上班族動起來」計劃，鼓勵整天坐在辦公桌前的上班族能利用午休時間散步或運動，改善生活品質之餘，也能減少「桌前大胖子」。近幾年，美國也掀起一股「運動是良醫」的熱潮，把「多運動」加進病患的處方，而個人的運動狀況，也被視為身體健康與否的重要指標之一。此外，中國大陸衛生部也號召民眾每個月的 11 日走出家門，鼓勵大家多行走並參與運動。

政府極力推廣
打造運動寶島

　　至於國內，為提升國民運動風氣，做到人人愛運動、時時能運動、處處可運動的目標，行政院體委會從 2010 年開始推廣「打造運動島」活動，每個月針對不同族群、不同年齡、不同地點，舉辦不同的活動或競賽，例如 2011 年 7 月的「農林漁牧動起來」，2011 年 8 月的「軍警消全國游泳競賽」，2011 年 9 月的「企業游泳挑戰賽」，以及 2011 年 10 月的「銀髮婦幼運動樂」，期望能讓全民充分享受運動的樂趣，同時也了解運動對身心健康的好處。

　　行政院衛生署國民健康局也不斷宣導運動的重要性，例如以「愈動愈健康，愈活愈開心」來鼓勵銀髮族多活動，同時強調運動對改善肥胖、高血壓、高血脂、糖尿病等慢性病都有助益，而且也能促進心理健康、減少憂鬱及焦慮、增加大腦的認知功能。

　　2011 年 10 月，教育部、體委會，以及衛生署等多個機構，聯合舉辦「2011 年運動促進 3Q 國際研討會」，邀請國內外專家學者探討運動對身心健康的好處，尤其強調運動能改善憂鬱情緒，以及增進大腦的認知功能。國立體育大學體育學院院長盧俊宏教授表示，雖然一般民眾無法直接參與這樣的研討會，但透過各縣市教育局派員參加，得到正確、有用的訊息之後再推

廣給民眾，也能向下落實運動紓壓的觀念。

　　台北體育學院休閒運動管理學系副教授鄭溫暖認為，多舉辦相關活動的確能創造一個城市的氛圍，進而讓民眾多參與運動，達到紓壓的功效。例如每年舉辦的「台北101國際登高賽」，透過媒體的報導或轉播，可以激起民眾運動的熱情，而像台北花卉博覽會這樣的國際盛事，民眾不但能學習新知，也能多行走、健身，一舉數得！

民間機構響應
全民動起來

　　政府推動不遺餘力，民間單位也跟著響應。國立體育大學校長高俊雄即參考美國哈佛大學全校健走的經驗，每週會有一天為健走上班日，鼓勵全校教職員運動；陽明海運則規定每天下午3點15分為健身操時間，公司會撥放音樂，所有員工必須放下手邊工作做體操，此外，公司還舉辦爬樓梯比賽，每一層樓梯間均設有電子記錄器，員工每爬一層就刷一次卡，每3個月統計1次，爬最多層的人會有獎品；喜愛挑戰「鐵人三項」的康軒集團董事長李萬吉，也拉員工組成「康軒鐵人隊」參加競賽，並創立「體育學分」制度，鼓勵員工每年都要修滿5個學分，完成一次鐵人三項是3學分、一個月每天走路上下班，或是不搭電梯只爬樓梯均算1學分；羅東聖母醫院也鼓勵同仁

多走樓梯，每天下午還會撥放音樂提醒同仁要運動，這時聖母醫院院長陳永興也會帶頭和全體員工一起做伸展的韻律操。

董氏基金會近年來也不斷推廣運動能紓壓及預防憂鬱症的觀念。為了讓民眾更瞭解運動跟身心健康的關聯性，也為了把這正向的觀念在學童及青少年族群中從小落實與紮根，與全國各級學校以及許多贊助企業合作，在國小、國中及高中舉辦「樂動小將養成計劃」、「樂動少年養成計劃」，除了鼓勵學生及民眾們多多運動，同時也提醒大家，心情鬱悶時，只要動一動就有好心情！

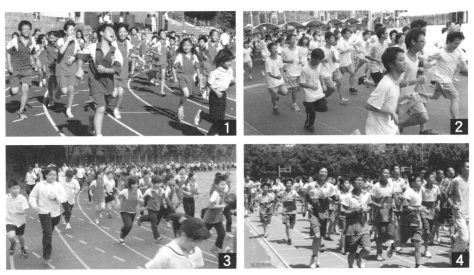

林口國小（圖1、2、3）與信義國中學生（圖4），熱情參與「樂動小將養成計畫」。

運動不會占掉學生讀書的時間
反而會提升閱讀效率及反應力

過去很多人誤以為運動會占掉學生們讀書的時間、會影響閱讀效率，但許多新的研究報告指出，運動不但是揮別憂鬱的良方，也能提升閱讀及反應能力。

董氏基金會 2011 年針對台灣五都（台北市、新北市、台中市、台南市、高雄市）國、高中職學生進行運動狀況、壓力源與憂鬱情緒的相關性調查，結果發現有 17.3% 的受訪學生總是、經常因情緒不佳而運動；而這群學生有 84.2% 認為運動過後心情會變好。

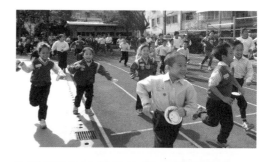
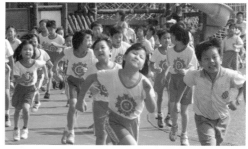

安和國小（上）與日新國小（下）的同學們在操場上歡樂奔馳。

國立體育大學體育學院院長盧俊宏分析，現代學生升學壓力大，時間都被挪去補習、讀書，運動量明顯不足，加上生活作息不正常、飲食不健康，

所以內分泌容易失調，比較容易產生憂鬱、不開心的情緒。如果能增加學生運動的時間，讓正常的活動刺激身體內分泌，相信學生憂鬱、焦慮、壓力等情形會減少很多。

樂動小將、樂動少年養成計劃
讓運動紓壓觀念從小紮根

弔詭的是，董氏基金會在上述的台灣五都國、高中職學生運動狀況、壓力源與憂鬱情緒的相關性調查中發現，有近九成（88.5％）的受訪學生認為運動重要，但平常有運動習慣者只有六成（63.3％），顯示覺得運動重要與實際有運動習慣之間仍有落差，但也發現高達 92.7％ 的同學，如果有人邀請，會願意一起運動。因此，為了讓孩子透過團體性的活動，體驗運動紓壓的好處，董氏基

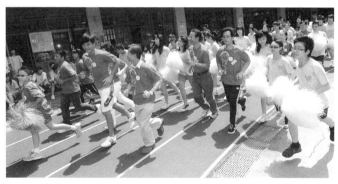

樂動小將養成計劃第四階段開跑，活動代言人王傳一（左三）帶領中正國中同學開跑！

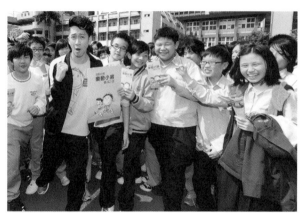

陳漢典手持活動單張，和熱情的同學們一起大聲齊呼「樂動小將加油！」

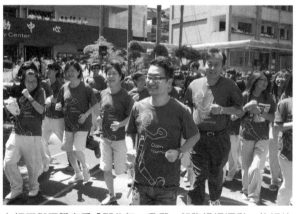

九把刀與同學享受「那些年，我們一起跑操場運動」的暢快感受。

金會從2010年起推廣「樂動小將養成計劃」，以國小、國中為對象，呼籲學生們下課後至少到操場跑一圈，從小養成運動的好習慣。

「樂動小將養成計劃」的推廣，是國人推廣運動紓壓的重要里程碑，也獲得許多學校跟企業的贊助。此活動不但可讓運動紓壓的觀念，從小在學童及青少年心中紮根，也把公益的概念結合於活動中，每位參與者只要在學校操場跑一圈，認養該校的企業就捐出一元給董氏基金會，做為「憂鬱症防治暨心理衛生健康促進計劃」的基金。董氏金基會也把各個參與學校、學生

每週跑操場的累積圈數公布在網站上，藉此激發學生急起直追的決心！

　　除了「樂動小將養成計劃」之外，董氏基金會也在 2011 年舉辦「樂動少年養成計劃」。樂動少年以全國二十所高中職為對象，除了學生之外，也鼓勵教職員、學生家長及社區民眾共同參與，讓更多人能感受到運動紓壓的好處。2011 年第一階段參與樂動少年的 20 所學校中，總共有 2489 位高中青少年，利用四個月的活動時間，完成了相當於馬拉松賽程的 42.195 公里。

　　董氏基金會「樂動小將」及「樂動少年」養成計劃的推廣，也獲得許多學校的響應，江翠國小校長吳昌期認為，樂動小將養成計劃是三贏的活動，既可讓學生紓壓、增強身體健康，又能從小培養做公益的觀念。而太平國小校長鍾鏡輝也表示，自從學校參與樂動小將養成計劃後，學生們每天都會主動、認真的去跑操場，而且他們臉上總是充滿開心的微笑，可見規律性的運動，絕對能帶來好心情！

（採訪整理／吳佩琪）

1-6
改變，從現在開始！

你今天運動了嗎？
大部分的人都認為運動很重要，
但僅 1/4 的人會去做，
不想讓「運動」只是一句口號，
現在就開始擬定計畫！

　　運動有益身心健康，但有規律運動習慣的人卻不多。根據董氏基金會 2009 年進行的北、高兩市民眾運動習慣與憂鬱情緒相關性調查，高達 87.4％的受訪民眾認為運動很重要，但其中有運動習慣的人僅占 51.1％，而過去一個月內近 33％的人不運動或很少運動。調查也指出，44.7％的受訪者自覺運動時間不夠，52.7％的人以「工作忙、沒有時間」做為不運動的理由，13.3％的人則是因為「自己運動很無聊」，而「不喜歡運動」僅占 12.5％。

國內運動盛行率低
僅 1/4 的人有運動習慣

　　體委會針對國人運動人口比例進行調查，發現 2009 年規律運動人口比例為 24.4％，2010 年則提升至 26.1％。國立體育大學體育學院院長盧俊宏表示，整體來說，台灣運動的盛行率通常只有 20 ～ 25％，也就是說平均 4 人只有 1 人有規律運動的習慣，相較於芬蘭、瑞典、德國、英國這些把運動習慣融入生活中的國家，的確是偏低。一般民眾不愛運動的藉口通常都是「沒有時間」、「缺少場地」、「找不到伴」等。

　　國立體育大學教練研究所助理教授，同時身兼國體「身體活動心理學暨認知神經科學實驗室」主持人的張育愷則認為，「懶惰」、「疲累」等理由，也是一般人無法規律運動的主因。此外，在升學主義掛帥之下，家長往往只注重學業成績的表現，不在意孩子運動時間是否充足，甚至認為：「我的孩子又不是要當運動員，幹嘛一直運動？」，其實這是因為父母沒有充分了解運動所能帶來的效益，才會被傳統觀念所誤導。美國哈佛大學精神科教授約翰‧瑞提（John Ratey）強調運動猶如大腦的肥料，可強化神經連結，增加學習力、穩定情緒，運動不只能訓練肌肉，讓身體健康，還能鍛鍊大腦，改造心智與智商。

訂定目標
踏出運動第一步

　　如今，多項研究都已經證實運動能為身心帶來多項好處，想提升生活品質，規律的運動絕對是最經濟實惠的好選擇！過去沒有運動習慣的人，該如何踏出第一步？張育愷助理教授建議，可參考以下步驟，先擬定計劃，再逐步執行。

1. **選擇運動項目**：選一種自己喜歡又方便執行的運動項目，如跑步、健走、游泳等。

2. **建立目標**：考量自己的體能狀況，選擇適合的運動強度，接著再透過公式事先算出運動時需達到的心跳率，列出一週預計運動幾次？每次運動多久？預先知道這些數據，有助於更加確立目標。

3. **擬定計劃**：有了目標，接下來就是擬定計劃。先想好要利用什麼時間運動？如何挪出時間？遇到下雨時，能否改成其它運動？臨時要加班的話，又能利用哪一天補回來？把這些條件先列出來，才不會有藉口鬆懈。

4. **執行運動**：擬好運動計劃後，接著就是確實執行。剛開始先進行強度較低、較溫和的運動，再循序漸進地慢慢增加強度，若有不舒服，一定要馬上停止。最重要的是，正式運動前後一定要做 5～10 分鐘的熱身運動與收操運動。

知識小學堂

為何運動前後要做暖身、收操運動？

■運動前做 5 ～ 10 分鐘暖身運動的目的：

把身體漸漸帶入適合運動的狀態，提高肌肉、肌腱、韌帶以及關節的溫度、柔軟度，使之容易收縮，降低受傷的機率。例如：跑步前應先伸展筋骨、拉拉筋。

■運動後做 5 ～ 10 分鐘收操運動的目的：

如果從激烈的運動狀態中突然靜止下來，很容易造成頭暈、嘔吐等難過的身體狀況，並會阻礙血液循環，使血液積存於四肢，還會減緩排除運動所產生的乳酸等廢棄物的速率，因此運動後要做收操運動，讓處於運動狀態的身體漸漸緩和，逐漸減低心跳、脈搏速度及血液流速，幫助身體清除因運動產生的乳酸等廢棄物。例如：跑完步後快走操場1、2 圈。

親友鼓勵與陪伴
能讓不愛運動者嘗試運動紓壓

雖然運動有助於減緩憂鬱情緒，但對憂鬱症患者而言，剛開始很難自動自發去運動，國立體育大學體育學院院長盧俊宏建議，家屬必須多點耐心，盡量給予鼓勵，最好選擇較容易入門的運動，同時全程陪伴，才能增加憂鬱症患者運動的動力！

台北體育學院休閒運動管理學系副教授鄭溫暖認為心情不好的人，通常比較難產生運動的動力，建議可從以下幾個方面著手：

1. **接近喜歡運動的人：** 找個伴一起去運動是最容易產生動力的方式，不但可以增加運動的樂趣，還能互相激勵，建議請喜歡運動的朋友找你一起參與。例如公司同事下班後呼朋引伴去做瑜伽，不但能增進彼此之間的感情，也能達到運動的效果。

2. **貼紙條提醒：** 在自己常待的地方，如辦公桌旁貼上小紙條，隨時隨地提醒自己運動的好處，同時也能叮嚀自己千萬不要因為一時偷懶而鬆懈。

3. **給自己獎勵：** 幫自己做張小紙卡，只要出去運動就打個勾，如果一個月有 20 個勾就買個小禮物或吃一頓美食慰勞自己。

（採訪整理／吳佩琪）

1-7
想紓壓，怎麼動才有效？

想靠運動紓壓，
該做什麼運動、做多久、
做到什麼程度才有效果？

　　國立體育大學體育學院院長盧俊宏表示，關於運動頻率與強度要多少、有氧或無氧運動哪一種紓壓效果比較好等問題，各國學者都曾提出不同的看法。

　　1990 年時，North 等人以統合分析進行運動與憂鬱的研究，發現不管是長期或短期、有氧或無氧運動，都能有效降低憂鬱的感覺，而且運動的課程愈長，治療憂鬱的效果愈好。

　　不過，運動心理學家 Petruzzello 等人也以統合分析發現，運動的確可以減低焦慮情緒，但僅以有氧運動有效。2003 年，運動心理學者 Bixby 等人則認為，有氧運動對重度憂鬱的病人有很好的紓壓效果。然而，也有研究顯示，無氧運動能調節血清素及睪固酮的分泌，對心情的改善也有幫助。

　　盧俊宏院長歸納後指出，很多運動心理學者認為每週至少 3 次、每次進行 20 ～ 40 分鐘中等強度的運動，對促進個人心理健康的效果最好。而對憂鬱症或焦慮症的病人而言，溫和或中等強度的運動都有助益，劇烈運動則太過刺激，應避免。

利用空檔動一動
積少成多能紓壓

　　其實，對於想轉移情緒、紓解壓力的人而言，只要有運動，即使是短時間或是溫和的運動，例如多爬幾層樓梯，多走一段路，或多或少都有幫助。如果擔心強度不夠，只要在「量」的方面適當補足，例如把運動時間延長，「積少成多」一樣能有不錯的效果。

　　陽明大學運動醫學健康科學研究中心教授陳俊忠提醒，現代人生活壓力大，因此最好養成每天運動的習慣，才能避免壓力持續累積。如果真的很難抽出時間運動，建議可把運動的時間「化整為零」，利用不同的時段，不同

的方式動一動。

尤其是很多人工作的時候，長時間盯著電腦看，或一直維持同一個姿勢，容易造成肌肉緊繃、肩頸痠痛等不適感，心情也跟著變差。以前我們常說「tea break」，現在應該改成「exercise break」，工作一段時間，就該暫時放下手邊的事情，讓筋骨活動一下。

譬如：當工作告一個段落時，可以站起來做幾個伸展運動，或在辦公室來回走動，心情不好時，也可藉此轉換一下情緒。下班回家後，利用倒垃圾時出去走一走、動一動，不僅倒「有形的身體垃圾」，順便找家人、鄰居聊聊天，也可倒一下「無形的心靈垃圾」。

避免無法
自我掌控的運動

台北體育學院休閒運動管理學系副教授鄭溫暖提醒，既然目的是紓壓，首先就不能在心理上造成壓力，另外，最重要的是把握「成就感」、「掌控感」等二大原則，所以運動的方式應該是因人而異。選擇自己喜歡又沒有負擔的運動，才是理想的紓壓方式。例如有些人不喜歡跑步，那就改成較輕鬆、舒服的健走。如果選擇的運動項目是需要學習，則會因為技術、技巧一直精進，而帶來更多的成就感跟自信心，也會讓心情更好。

　　心情低落、煩悶的時候，想要藉由運動來紓壓，記得要避免「開放式的運動」，譬如：籃球、桌球、羽球、網球等需要別人一起參與或競賽的運動，這些運動通常自己無法完全預測結果，可能會讓原本心情就不好的人，情緒變得更糟。

　　有氧舞蹈、瑜伽、游泳等可完全由自己發動、控制的運動，比較適合用來紓壓。盧俊宏教授覺得，尤其是國標舞、有氧舞蹈等運動型態，不但課程內容有趣，又可以增加人與人之間的互動，改善心情的效果很不錯！

　　陳俊忠教授提醒，有些人誤以為心情不佳時，做一些可以自我挑戰、自我突破的運動，如高空彈跳、攀岩等，可以讓自己情緒 high 一點，其實反而可能因為無法掌控結果，而陷入更沮喪的情況。

持續進行中度以上運動
紓壓效果更佳

　　雖然只要有運動就有助於紓壓，不過，林口長庚醫院精神科主任劉嘉逸提醒，如果只是暫時心情不好，藉由運動馬上可以紓解，但如果是長久以來的憂鬱，通常必須「規律運動」一段時間，如持續運動 2 ～ 3 個月以上，並且達到一定的強度，紓壓效果才會明顯。

　　國立體育大學教練研究所助理教授，同時身兼國體「身體活動心理學暨認知神經科學實驗室」主持人的張育愷指出，目前世界各地運動醫學會訂定的標準都不一樣，但以美國運動醫學會提出的處方最廣為採納。其在 2007年發表的版本中，建議成年人（18 ～ 65 歲）每週必須進行 5 次中等強度的有氧運動，而且每次要超過 30 分鐘；或者每週進行 3 次的重度有氧運動，而且每次要超過 20 分鐘。除此之外，還建議要加上每週至少 2 天從事 8 ～10 組大肌肉群的阻力訓練。

　　通常 40 ～ 60％的儲備攝氧量，稱為「中等強度運動」，大於 60％以上的儲備攝氧量，可視為「重度運動」。攝氧量是指運動時身體細胞所攝取或消耗的氧氣量，運動強度愈高，攝氧量也會愈多。但一般人可能較難分辨攝氧量的多寡，建議可從運動時的心跳率來評斷運動強度。

　　如果覺得這些方法都太麻煩，也可憑「自覺量表」來判斷，如果休息的時候是 0 分，用盡全身力氣是 10 分，那麼 5 ～ 6 分則為中強度，7 ～ 8 分為重度運動。

　　換言之，進行中強度運動時的感覺是「有點喘，但還可以聊天」，重度運動則是「喘到說話有困難」，如果運動時，還可以吹口哨、唱歌就表示太過輕鬆，建議增加強度。

健走
輕鬆獲得好心情

　　對於沒有特別喜好哪一種運動，又想藉由運動紓壓的人，很多學者都推薦可先從健走入門。健走不需要繁複技巧與昂貴器材，且隨時隨地都能進行，還能根據自己體能狀況調整運動量，很適合一般大眾。行政院衛生署國民健康局即發起「每日一萬步，健康有保固」活動，鼓勵大家多走路。

　　前美國總統艾森豪的心臟外科醫師保羅・懷特曾說：「腳是第二心臟」、「一個人的老化從腳開始」。盧俊宏教授表示，人體全身有 500 條肌肉，其中 2/3 集中在下半身，如果能利用健走增加下半身肌力，可減緩老化及增加體適能。

　　健走時最好在平地上進行，每一步都要走直，腳掌完全著地，雙臂自然擺動即可。如果步伐愈走愈大，愈走愈快，每分鐘心跳達 120 下，持續或累積 30 分鐘左右，對個人身心健康有很大幫助。

　　陳俊忠教授建議，可用每天走一萬步為目標，其中一千步要比較激烈。通常順暢的走路是每分鐘 120 ～ 140 步，快走的話可達到每分鐘 140 ～ 160 步，可以自己計算時間，把一萬步分散在一天的各個時段裡，隨時隨地實行。

知識小學堂

■健走的好處

健走是最適合人類的運動，而且不分男女老幼，不需特殊場地，更不用花錢，只要能持之以恆，就能一步步邁向健康。健走對人體帶來的好處包括以下幾項：

1. 增強心肺功能。
2. 提高代謝、預防肥胖、控制體重。
3. 預防高血脂、高血壓。
4. 強化免疫系統。
5. 預防及控制糖尿病。
6. 預防骨質疏鬆。
7. 遠離憂鬱，天天好心情。

■健走速度與熱量消耗對照表

行走狀態	行走速度	消耗 300 卡所需時間
散步走	每分鐘約 80 步	100 分鐘
自然走	每分鐘約 100 步	90 分鐘
快步走	每分鐘約 130 步	38 分鐘

資料來源／衛生署國民健康局

（採訪整理／吳佩琪）

Chapter2
懶骨頭熱身篇

- ・誰說運動又累又喘，克服 10 大阻礙！
- ・ 5 步驟，量身打造運動計畫
- ・關於運動的 15 個必備常識
- ・測一測，你的運動強度夠嗎？
- ・吃不對，小心愈動愈累！
- ・投其所好，養成運動習慣 So Easy ！

2-1
誰說運動又累又喘 克服 10 大阻礙！

想透過運動紓壓卻沒時間？
想靠運動減肥，卻不想滿身大汗？
是時候挑戰這些不運動的藉口了，
跟著專家做，踏出運動的第一步！

　　運動好處多，大部分的人也都知道，但研究發現全國僅 1/4 的民眾，真正有規律運動的習慣，大多數的人還是處在「完全沒有想運動的念頭」，或「有想運動的念頭，但還沒開始」的階段，根據陽明大學臨床暨社區護理研究所副教授劉影梅的研究，以及台北市衛生局的調查發現，民眾不運動的原因包括：沒時間運動、懶得運動、工作或課業太多太忙、沒有體力、沒有伴、討厭流汗、討厭曬太陽、運動後反而覺得身體痠痛、不知從何開始運動、沒

毅力等。以下將針對這些常見的「不運動藉口」，由專家提出破解之道，讓你見招拆招，順利踏出運動的第一步！

困難 1 》沒時間運動
破解法 》偷零碎時間運動，積少成多。

對於沒時間運動的人，台灣師範大學運動與休閒學院院長張少熙建議，可從簡易性的運動做起，如利用中午休息時間或看電視時，做些簡易體操，或是調整通勤習慣。例如，搭公車上下班的人，可提早幾站下車步行，開車通勤的人則可把車停遠一點再走路上班，或在通勤距離許可範圍內，改騎腳踏車，把原本的通勤時間賦予運動功能，這些都是在繁忙生活中找時間運動的好方法。

困難 2 》懶得運動
破解法 》試著體會運動帶來的好處。

邵宇本身不排斥運動，但也沒什麼動力保有持續運動的習慣，自從開始和朋友相約到公園健走，連著幾天運動後，明顯感受到自己的體力、精神、氣色變得更好，對工作、生活都有正向的幫助，因此對運動的好感度大增，

現在每天時間一到就會到公園健走，運動習慣逐漸形成。

持續性的運動，唯有「習慣」二字，在習慣養成之前，就要透過對運動益處的了解，以及本身對運動的目的認知，例如專注體會於運動過程中壓力的釋放、心情的舒暢感，或感受因運動而身體狀態、精神變好的絕佳轉變，甚至是達成瘦身目標而更有自信等運動益處，來激發自己想要運動的意願，屏東科技大學休閒運動保健系副教授徐錦興就說，「真正體認到運動的好處時，就會持續運動」。

困難 3 》工作或課業太多太忙
破解法 》找一項有興趣，卻一直沒進行的運動開始做起。

研究生嘉琳，每天都被論文搞得焦頭爛額，心浮氣躁，後來在朋友鼓勵下開始學嚮往已久的佛拉明哥舞蹈。剛開始，她常擔心花時間學舞會影響論文進度，沒想到上完課後，不僅感到身體活力滿滿，心情愉悅，寫起論文也流暢許多，讓她愈來愈期待要上課的那一天，甚至成為每週努力的動力來源。

覺得被大量工作和課業淹沒時，反而應該嘗試給自己一些運動休閒時間，換個環境、放鬆心情，從事自己本來很喜歡卻太忙沒時間做的運動，或是散步、遛狗都好，學會安排時間放鬆，讓自己有滿滿的電力，更有精神面對工作和課業。

困難 4 》沒有伴
破解法》加入喜愛的運動團體。

張少熙教授表示，可以找親朋好友一起運動，或者加入自己喜愛的運動團體，自然就會認識志同道合的運動夥伴。對某些人來講，「有伴」是養成運動習慣的重要因素，同伴間的約定可以克服眾多不想運動的藉口，團體動力也能促使個人不斷前進。徐錦興副教授舉例，例如慢跑協會定期舉辦的賽事，就會讓參加者因對團體的認同感，而持續養成運動習慣。

困難 5 》沒有體力
破解法》先從輕量運動開始，再逐步提升運動量。

沒有體力或體力不佳，可能是身體有疾病或缺乏運動。如果是身體有疾病而沒有體力，必須聽從專業醫療人員的建議治療、療養後再運動；如果是缺乏運動而感到體力不繼，可以先從輕量的運動開始，在身體能負荷的情形下，慢慢強化體力，接著再進一步提升運動量。

在行政院衛生署國民健康局的網站上，可以找到「增進心肺耐力走路運動計畫」，這是以走路活動為主的設計，建議民眾依據初階建議的運動量，實施一週後，如果覺得很輕鬆，還可以走得更遠、更久，就可以進階到下一

階段的運動量,但必須以運動之後,不感覺疲憊為原則。

知識小學堂

增進心肺耐力走路運動計畫

行政院衛生署國民健康局為提升國民體能,特地成立「增進心肺耐力走路運動計畫」,建議民眾依據表格中的數值建議,逐步增加運動量。其中,建議的距離、速度或心跳率只是參考值,主要以走路時間為主。在運動過程中應以適度為原則,即走路時要感覺稍微有點流汗或費力,但尚能夠和別人或自我交談為準,不必走得太快,導致呼吸困難,或無法與別人交談。

星期(週)	1-2	3-4	5-6	7-8	9-10
熱身運動(分)	5-7	5-7	5-7	5-7	5-7
距離(公里)	5.0	5.5	6.0	6.6	7.2
速度(公尺/分)	100	110	110	120	120
最大心跳率%	75	80	80	85	85
走路時間(分)	50	50	55	55	60
緩和運動(分)	5-7	5-7	5-7	5-7	5-7
頻率(次/週)	3-5	3-5	3-5	3-5	3-5

資料來源/行政院衛生署國民健康局網站

困難6》討厭流汗
破解法》到健身房、瑜伽教室等設有淋浴間的場所運動。

運動流汗是身體代謝的重要機制，對討厭流汗的人來說，最好的方法就是能夠在運動後快速找到沐浴場所，洗掉汗水帶來的黏膩感，而能有清爽、舒適的感受。因此，適合到健身房、高爾夫球場、專業瑜伽教室等設有淋浴間的運動場所運動。如果只想從事一般的跑步、健走或腳踏車運動，則可妥善規劃路線，把運動終點設定在離家近的地方，就可在運動流汗後，享受沐浴的舒適感受。

困難7》討厭曬太陽
破解法》選擇清晨或傍晚運動，或到室內運動場所。

討厭曬太陽的人，可以選擇在清晨或傍晚時分從事運動，此時較為涼爽，適合運動。也可選擇室內運動場所，例如社區運動中心、健身房、室內溫水游泳池、舞蹈教室等，在不曬太陽的前提下，享受運動。

困難 8 》運動後覺得身體痠痛
破解法》可藉由伸展、局部按摩等方式，減輕疼痛。

衛生署桃園醫院物理治療師陳亮仔表示，運動後 1、2 天內身體有些痠痛或僵硬是正常的，只要不是在運動的過程中發生突然性的疼痛，都無須太過在意。

陳亮仔治療師建議，可以藉由伸展運動、局部按摩、溫水泡洗的方式，促進肌肉血液循環，減輕運動引起的痠疼症狀。此外，運動後的慢性痠痛易發於平時不運動、突然運動的人身上，因此養成規律的運動習慣，也是避免運動後身體痠痛的好方法。

困難 9 》不知從何開始運動
破解法》參考親友經驗，或至健身房、社區運動中心詢問。

很多人想運動，卻不知道自己適合做哪些運動、該從何處入門。張少熙教授建議，不妨詢問周遭親友，看看別人做些什麼運動，也可以到健身房或

社區運動教室，看看是否有自己感興趣的課程。此外，市面上有許多介紹在家即可輕鬆做運動的書籍，也可參考。

困難１０》缺乏毅力
破解法》選擇有伴的運動，或付費加入運動課程。

對於運動常常一天打漁、兩天曬網的人，張少熙教授表示，可以從事有同伴的運動，或著付費加入運動課程，這些都是讓自己克服惰性、持續運動的良方。有同伴的運動，像是網球、羽球等，在同伴相互約束、鼓勵下，較容易克服惰性，維持運動習慣。付費加入運動課程，則會產生「我錢都繳了，不去運動很浪費錢」的心理，而讓自己堅持下去。

感謝台灣師範大學運動與休閒學院院長張少熙審稿

（採訪整理／黃倩茹）

2-2
5 步驟
量身打造運動計畫

跑步、游泳、騎腳踏車、有氧舞蹈……
玲瑯滿目的運動種類，究竟哪一些適合自己？

　　每個人因為生活型態、體能狀況、喜好與目的不同，可從事的運動項目，或所需要的運動強度也有所不同。因此，挑選運動時，宜仔細評估各項因素後再做決定。

　　以下由專家教你一步步檢視自身的狀況與需求，只要簡單 5 個步驟，就能找出最適合自己的運動，讓你健康加分、心情滿分！

STEP1
評估生活型態

選擇合適運動的第 1 步，就是檢視自己日常生活中有沒有適當活動的機會，是否過著「坐式生活型態」。

以上班族的一天為例：早上開車到公司上班，直接搭電梯到辦公室，接著坐在辦公桌前 3 至 4 小時，中午訂便當吃，下午繼續坐在辦公桌前直到下班，下班後搭電梯到停車場，再開車回家，回家後吃飯、沐浴，坐在沙發上看著電視，最後上床睡覺。台灣師範大學體育學系教授卓俊辰指出，這就是非常典型的「坐式生活型態」。

當身體缺乏適當活動時，不僅會產生器官、肌肉、血管等功能退化的危險；日常生活各種壓力所引發的緊張情緒也缺少宣洩管道而不斷累積，長期下來將對健康造成莫大威脅。因此，一旦發現自己屬於「坐式生活型態」，就要趕快調整生活習慣，想辦法增加活動量，改為動態的生活型態。

STEP2
檢測體能狀況

第 2 步就「健康體適能」來評估個人體能狀況。「健康體適能」是指一

般人能應付日常工作而不感疲累，還有足夠的體能從事休閒娛樂，適應環境變化，有效率的處理意外傷害，意即每個人日常生活中所需的體能。進行評估後可以了解自己的體能與同年齡的民眾相較，是較優、較劣或處於平均值。

「健康體適能」包含心肺適能、肌肉適能、柔軟度和身體組成4個面向：

1. 心肺適能（Cardiorespiratory Endurance）

亦稱心肺耐力，是指身體肺部和心臟，攜帶氧氣並將氧氣輸送到組織細胞加以使用的能力。衛生署桃園醫院物理治療師陳亮仔表示，心肺適能較佳者，可持續運動的時間較久，不至於很快疲勞，對於提升日常活動或工作的效率皆有所幫助。反之，心肺適能較差者，不僅容易疲勞、精神不繼，也較易發生心血管疾病。

2. 肌肉適能（Muscle Strength and Endurance）

指肌力和肌耐力，保持良好的肌力和肌耐力有助於健康，預防傷害且提高工作效率，一旦肌力和肌耐力衰退，肌肉無法勝任日常生活和緊張的工作，便容易肌肉疲勞和疼痛。陳亮仔治療師指出，肌肉適能和生活品質、日常生活中的腰酸背痛，皆有直接的關聯性。

3. 柔軟度（Flexibility）

即關節的活動範圍，或在關節生理限制內伸展肌肉和肌鍵的能力。陳亮仔治療師表示，如果關節和肌肉柔軟度不佳，不但會限制動作範圍，也會提高疼痛和傷害的可能性。

4. 身體組成（Body Composition）

指身體脂肪組織占全身組織的百分比。身體組成的重點不在於體重多重，而在於體重中有多少比例是脂肪，過多的脂肪易引發心血管方面的疾病。

台灣師範大學運動與休閒學院院長張少熙指出，目前行政院體育委員會「打造運動島」計畫，規劃在全國設立 35 個國民健康體適能檢測站，現場會有體適能專家協助民眾進行體適能檢測，並針對檢測結果建議運動處方。

陳亮仔治療師表示，教育部和體委會的網站上，也有詳細說明標準的體適能檢測與方法，民眾可依循網站上教導的步驟在家進行檢測，將檢測結果對照「體適能常模」，就可以知道自己的體適能狀況，再依需要增強的面向，選擇適合的運動。例如心肺適能較差者，可進行有氧運動、慢跑、騎腳踏車等運動，漸進強化心肺適能；柔軟度較差者，可計劃性地做伸展操，增強身體柔軟度。

健康體適能評估方式

測量項目	測量／評估方式
心肺適能	3 分鐘登階測驗
肌肉適能	1 分鐘仰臥起坐
柔軟度	坐姿體前彎
身體組成	身體質量指數（BMI） 腰臀圍比

知識小學堂

各種運動增進體適能的效果

	體適能面向			
	心肺適能	肌肉適能	柔軟度	身體組成
快走	好	普通	差	好
慢跑	很好	普通	差	很好
登山	好	好	差	普通
游泳	很好	好	普通	很好
騎腳踏車	很好	普通	差	很好

知識小學堂

各種運動增進體適能的效果

	體適能面向			
	心肺適能	肌肉適能	柔軟度	身體組成
伸展操	差	差	很好	差
羽球	好	普通	普通	好
棒球	差	差	差	普通
籃球〈全場〉	很好	普通	差	好
保齡球	差	差	差	差
足球	很好	好	普通	好
高爾夫球	普通	差	普通	普通
有氧舞蹈	很好	好	普通	很好
現代舞	好	好	很好	好
社交舞	普通	差	差	普通
重量訓練	差	很好	差	普通

STEP3
瞭解個人喜好與條件

　　除了體能狀況的評估之外，個人條件、喜好、個性，都會影響運動項目

的選擇。張少熙教授指出，有些人喜歡激烈的運動，有些人喜歡和緩的運動，有些人偏好團體性、競賽式的運動，有些人則對個人、獨立性的運動情有獨鍾。

個人獨立性的運動，著重於個人能在生活中找到固定的運動時間，養成持續、不間斷的運動習慣；團體性的運動，則牽涉到運動團體的活動時間、場地，與自己生活步調的配合，無論是哪一種，只要能幫助養成運動習慣，都有益處。

STEP4
釐清運動目的

張少熙教授建議，選擇運動前，最好先釐清自己的運動目的，以及期望得到的結果為何？為了健康、減重、紓壓還是其它因素，再依據目的選擇合適的運動。

從運動紓壓的觀點來看，卓俊辰教授指出，基本上，只要自己動的開心、沒有危險的運動，像是走路、慢跑、騎腳踏車、遛狗、跳土風舞，都適合用於紓壓。

至於網球、羽毛球、桌球這類需要學習一段時間才能上手的運動，剛開始可能撿球的時間多過打球的時間，但隨著技巧提升，自然能感受到運動帶

來的樂趣，享受運動的過程。

若從事具有競賽性質的運動，他特別提醒，享受比賽過程比較重要，若是太過於在意輸贏，反而會帶來壓力。

STEP5
實地觀摩、做足功課再進行

經過上述評估，選擇適合自己且有興趣嘗試的運動項目後，張少熙教授提醒，初次接觸時，一定要先「實地觀摩」，詢問前輩、有經驗的運動者後再下手。以騎腳踏車為例，腳踏車有分公路、越野、休閒等不同功能，各有其強調的配備，假如缺乏正確資訊和安全的配備就貿然上路，受傷的機率將會大增加。

此外，要特別留意運動前後的身體狀況，若產生過度疲勞或運動傷害，應立即詢問專家或有經驗者，找出問題原因。例如打網球，如果姿勢不正確，很容易發生網球肘、肩膊痛、手腕痛等運動傷害，這時就應透過專業評估，尋求解決之道。

張少熙教授強調，有特殊疾病或高齡者要從事任何運動前，一定要經過醫師的專業評估，若貿然進行了不合適的運動，不僅無法獲得運動帶來的好處，反倒造成傷害，可就得不償失了。

知識小學堂

小心這些食物，避免吃進過多熱量

想要追求身體健康或減重，除了養成良好的運動習慣外，控制熱量攝取
也是很重要的一個環節。台灣師範大學體育學系教授卓俊辰指出，除了
以運動來消耗脂肪，在維持體內能量平衡的前提下，配合飲食控制也很
重要！

依據行政院衛生署對成年人的建議，男性每日約攝取 2400 大卡的熱量，
女性每日約 2000 大卡為宜。以下為日常生活常吃的食物與熱量，提醒您
別在不知不覺中攝取超高熱量

食物	熱量〈大卡〉	食物	熱量〈大卡〉
肉絲蛋炒飯（460g）	900	冰淇淋（70g）	168
牛肉麵（700g）	765	沙其瑪（58g）	303
炸雞腿飯（500g）	605	波蘿麵包（70g）	245
泡油肉圓（240g）	455	甜燒餅（47g）	207
小包薯條	270	洋芋片 15 片	80
炸雞 1 塊	235	花生麻荖（16g）	73
披薩（9 吋的 1/8 片）	300	鮮奶油蛋糕（9 吋的 1/12 片）	461

資料來源／行政院衛生署立桃園醫院營養師張秀年

知識小學堂

如何消耗 300 大卡？

研究證實，每天多消耗 300 大卡熱量，就可多活 1.3 歲！但日常生活中，隨便吃點小東西，熱量可能就飆破 300 大卡，且需要花不少氣力才能消耗掉。以下推薦幾項運動與所需時間，幫你甩掉多出來的 300 卡吧！

運動項目	時間	運動項目	時間	運動項目	時間
躺	4 小時	拔草	80 分鐘	鏟土	44 分鐘
坐	3 小時	高爾夫球	80 分鐘	木工	44 分鐘
開車	150 分鐘	划船	1 小時	網球（單打）	40 分鐘
釣魚	140 分鐘	游泳	1 小時	跳舞（快）	36 分鐘
站	2 小時	快走	1 小時	競走	30 分鐘
作家事	100 分鐘	跳舞（慢）	1 小時	回力球	30 分鐘

資料來源／行政院體育委員會

感謝台灣師範大學運動與休閒學院院長張少熙審稿

（採訪整理／黃倩茹）

2-3
關於運動的 15 個必備常識

什麼時間運動比較好？
運動鞋、衣著該如何挑選？
運動後感到痠痛是正常的嗎？
該如何避免運動傷害？
快來聽聽專家建議，建立正確運動常識，
搞懂這 15 題，讓你「動」的無憂無慮！

Q1：一個星期要運動多久比較好？

A：每天 30 分鐘為佳。

以運動紓壓的觀點來看，台灣師範大學體育學系教授卓俊辰表示，每天最少要有 30 分鐘的身體活動，即使是簡單的散步、爬樓梯、遛狗、辦公室體操，或是運動強度較強的健走、慢跑、游泳，或是伸展性的瑜伽、皮拉提

斯等運動都可以。

　　如果真的很難一次撥出 30 分鐘的空檔來運動，屏東科技大學休閒運動保健系副教授徐錦興建議，可以採「ten-ten-ten」的方式，即每天利用 3 個 10 分鐘的時間，做些簡單的運動，達到每天運動 30 分鐘的基本建議量。不過，這樣的運動量只能算是剛好及格，理想的狀態是每天能有 1 ～ 2 小時運動量。

Q2：如何增進體適能？

A：　想藉由運動增進體適能，就要針對心肺適能、肌肉適能與柔軟度，分別進行運動訓練。

■**增強心肺適能的運動**：以有氧運動為主，例如快走、慢跑、游泳、騎腳踏車、有氧舞蹈等，每星期進行 3 ～ 5 天，每次要達到呼吸稍微會喘（可以講話，但沒辦法連續）20 ～ 60 分鐘，才是能有效增強心肺適能的運動。剛開始心肺適能較差時，可以 10 分鐘為單位慢慢累積。

■**增強肌肉適能的運動**：例如阻力訓練、重量訓練，讓肌肉適當且明顯地用力，使肌肉功能維持在最佳狀態，每星期要進行 1 ～ 2 天。

■**增進柔軟度的運動**：例如伸展操，伸展時要達到關節有明顯用力的狀態，

停留 20 ～ 30 秒，每兩天要進行一次。

小叮嚀

關於增強心肺適能、肌肉適能與柔軟度的詳細建議，可至教育部體適能
網站或體委會網站上查閱

Q3：什麼時間運動比較好？

A： 避免餐後與睡前，其餘時間都適合。

台灣師範大學運動與休閒學院院長張少熙指出，國外研究曾指出下午 3 ～
6 點是生理最適合運動的時間，此時體溫最高、肌肉最柔軟，是最不容易受
傷的時刻，不過這個時段大家通常都在職場上工作，因此，只要想運動、方
便運動的時間，都是適合運動的好時間。

但張少熙教授提醒，要避免用餐後立即運動，如果是很喘、會大量流汗
的高強度運動，建議在餐後 2 小時才進行；如果是有一點點喘、稍微流汗的
中強度運動，建議在餐後 1 小時才可以從事；若是和緩、不易流汗的低強度
運動，餐後半小時就可以運動了。此外，在睡前也要避免劇烈運動，以免太
過亢奮反而影響睡眠，但睡前 1 小時進行伸展操、甩手或瑜伽等和緩運動，
反而對提升睡眠品質有幫助。

Q4：穿什麼衣服運動最好？

A： 棉質、寬鬆、容易排汗的材質最適合，女性最好穿著運動內衣。

所謂「工欲善其事，必先利其器」，在運動之前，首要準備合適的器材設備，例如衣服，要選擇棉質、容易排汗、寬鬆且適合活動的衣服，女性務必穿著運動內衣，固定胸部免受震動與妨礙運動，倘若胸部得不到支撐保護，胸型很快就會走樣。選購運動內衣時一定要試穿，以可自由呼吸、自由伸展且舒適穩定者為佳。

Q5：體育用品店裡陳列的運動鞋五花八門，該如何選擇？

A： 依照從事的運動，選擇正確的球鞋，並穿著運動時會穿的襪子試穿，腳趾前端預留空間。

選購時別只注意款式與顏色，還要考慮鞋子的支撐力、包覆性與抓地力，選擇質地軟硬適中、重量輕、防水透氣的運動鞋，避免受傷。由於足部體積在傍晚時會比上午稍膨脹一些，因此最好在下午過後試穿挑選，鞋子會比較合腳。最重要的是，一定要穿著襪子試穿，腳尖至鞋尖保留一指寬的空間；此外，襪子要選擇吸汗、透氣且舒適的厚度。

Q6：運動時，要注意哪些環境條件？

A： 注意環境的濕度、溫度、空氣品質與高度，且避免在紫外線過強的區域和時段活動。

衛生署桃園醫院物理治療師陳亮仔表示，應避免在濕度過高、高溫悶熱的環境中運動，因為濕度過高會影響排汗功能，太過悶熱則可能會引發熱衰竭、中暑等不適症狀。其次，最好在空氣品質佳的環境中運動，防止空氣中的菸味、粉塵影響身體健康及運動的舒適性。

高度也是要考量的因素，隨著高度的增加，壓力會跟著變低，氧氣濃度也會隨之改變，身體活動的舒適度會受影響。此外，要避免在紫外線過強的區域和時段活動，以免傷及眼睛與皮膚，平時進行戶外運動時也要注重防曬。喜愛登山者，除了防曬，還要注意風速，避免強風吹襲產生風寒效應，嚴重時會導致凍傷。

小叮嚀

運動時，建議盡量在有伴的狀態下進行，臨時發生緊急狀況，可互相照顧，且最好隨身攜帶行動電話，保持聯絡暢通、即時求救的能力，也是在緊急時刻重要的保命關鍵。

Q7：運動前一定要暖身嗎？做多久才夠？

A： 運動前要先做 5 ～ 10 分鐘的暖身運動，避免運動傷害。

台灣師範大學體育學系教授卓俊辰指出，運動前最好先進行 5 分鐘低強度的暖身運動，例如走路，再花 5 分鐘做伸展操，對運動主要作用肌特別加強伸展，有助於增加血流量、攝氧量，以及神經的傳導與反射性，並能降低關節僵硬性，對於身體有顯著的保護作用。暖身後，才能夠正式進入主要運動項目。

小叮嚀

運動時，要注意水分的補充，每 15 至 20 分鐘，就要喝 150 ～ 250cc。

Q8：做完運動後，身體感到痠痛僵硬是正常的嗎？

A： 正常，但若在運動過程中產生突發疼痛，應立即停止並請教醫師。

運動後 1 ～ 2 日內，身體有些微的痠痛或僵硬都是正常的現象，但若是在運動中發生突然性的疼痛，請立即停止動作；若下次做同樣運動時又感到疼痛，應馬上停止做該項運動，並請教專家原因。

Q9：感冒時可以運動嗎？

A： 有感冒症狀、發燒、胸痛時，暫時不要運動。

陳亮仔治療師認為，當身體產生這些症狀時，代表身體需要能量來回復正常功能，因此最好暫時停止運動，多休息，而不是將恢復所需能量用在運動的消耗上。

Q10：運動後為什麼要做伸展？有什麼作用？

A： 伸展可幫助代謝，減少肌肉痠痛、抽筋及僵硬的發生。

運動後利用 5 ～ 10 分鐘的時間，以較低速度活動剛剛運動時所使用的肌群，再做伸展，這些和緩運動有助於避免血液滯留在肌群中，代謝乳酸、二氧化碳等廢物，減少肌肉痠痛、抽筋及僵硬的發生。此外，許多女性擔心運動會造成蘿蔔腿，其實只要在運動後確實做好伸展動作，放鬆肌肉，自然就不會產生蘿蔔腿，身體線條也會更完美。

小叮嚀

運動後，全身毛孔會張開，此時要特別注意保暖，避免吹到強風而感冒。

Q11：運動時如何保護膝蓋？

A： **適當使用護膝，強化膝蓋附近的肌群。**

走路時，膝蓋負荷的重量是身體的 4～6 倍，陳亮仔治療師表示，連最基本的走路都傷膝蓋了，更何況是與跑、跳有關的高衝擊性運動項目。如果要從事高衝擊性運動，除了在運動時使用護膝外，也可作肌力訓練，強化膝蓋附近的肌群來保護膝蓋。

Q12：如何強化膝蓋附近的肌群，讓膝蓋不容易受傷？

A： **可針對大腿前側及後側肌群做肌力訓練。**

■ **大腿前側肌群肌力訓練：** 坐於床邊讓腳自然垂下，腳踝處綁上適量沙包，將小腿向前伸直，與大腿成一直線，保持膝關節伸直，維持 5 秒後放下。

■ **大腿後側肌群肌力訓練：** 一手扶椅子或桌子站立，腳踝處綁上適量沙包，讓小腿向後抬，與大腿成一直角。最後，練習膝關節彎曲，維持 5 秒後放下。

Q13：發生運動傷害時，第一時間該如何處理？

A： **立即停止運動，依照「PRICE」原則進行處理。**

　　發生運動傷害時，首先要保持冷靜，先判斷傷勢，以「PRICE」原則進行緊急傷害處理，避免傷害擴大，若情況嚴重，應立即至鄰近醫院接受進一步的傷害處置。

知識小學堂

什麼是 PRICE ？

P（Protection）：「保護」，用繃帶或三角巾固定保護受傷部位，避免再次受傷。

R（Rest）：「休息」，讓傷處好好休息，避免不舒服或腫脹。

I（Icing）：「冰敷」，使用冰塊冷卻患部以消腫、緩解疼痛及減輕發炎。冰敷時，敷 15 ～ 20 分鐘，休息 15 ～ 20 分鐘為 1 個循環，總共要進行 3 ～ 5 個循環。冰敷時要注意傷口的清潔，以免感染發生。

C（Compression）：「壓迫」，即加壓傷口以止血，或在腫脹處以繃帶加壓，減少腫脹繼續發生。

E（Elevation）：「抬高」，將患部抬高到比心臟高的位置，減少血液循環至傷部，降低流血量與腫脹程度。

Q14：即使膝蓋受傷，使用護膝就能繼續運動？

A： 不可以。

假如膝蓋已經受損，最好的方法就是改變運動項目，而不是使用護膝，因為衝擊性高的運動，即便再怎麼護膝，效果還不如改採衝擊性低的運動，例如游泳、水中有氧、水中慢走等，都是對膝蓋衝擊最小的運動。

Q15：許多人說運動是減重最有效的方法，為什麼？

A： 運動有提高代謝率、抑制食慾等效果，故能有效減重。

卓俊辰教授表示，運動能達到減重效果的原因主要有以下幾點：

■運動可以多消耗身體的能量，除了運動時能消耗能量外，運動後的 6 ～ 8 小時，身體會一直維持著比一般休息時還高的代謝率。

■運動有抑制食慾的效果，研究指出，規律的有氧運動有減少食慾的效果。

■運動在減重效果上，可以擴大脂肪的消耗，而減少非脂肪成分（例如肌肉）的流失。

■脂肪細胞一旦生成及永久存在，會影響體重控制的難易度，但運動有助於預防成年前脂肪細胞數的擴增，也可促使成人脂肪細胞尺寸縮小。

知識小學堂

想以運動來減重，有哪些原則要注意？

1. 盡量選擇全身性運動，如快走、慢跑、騎腳踏車、游泳都是很好的減重運動。
2. 選擇可以自我調整運動強度和持續時間的運動。
3. 切勿憑感覺推論身體運動所消耗的能量。
4. 考量減重運動的效果，持續時間的條件比運動強度條件更重要。基本的原理是，運動強度的增加無法等比例提升運動所消耗的能量，因此，以適中強度而可持續較久的運動為佳，避免採用高強度、短時間的運動。
5. 減重的運動，效果是可以分次累積的，因此強調的是運動的總時間。

感謝台灣師範大學運動與休閒學院院長張少熙審稿

（採訪整理／黃倩茹）

2-4
測一測
你的運動強度夠嗎？

你的運動強度夠嗎？
2 種方法，測一下就知道！

運動強度是指以多激烈的方式來運動，凡運動時心跳較快、耗氧量較多、能量消耗較大、運動較吃力者，即表示運動較激烈、運動強度較高。台灣師範大學體育學教授卓俊辰指出，運動必須達到一定強度，持續 20 分鐘為佳。不過他也提醒，若強度超過負荷，可能很快就筋疲力盡而無法達到一定的時間，甚至可能產生運動傷害。因此，最好依個人狀況與目地，選擇強度適合的運動。然而，同一種運動的強度與效果可能因人而異，為了方便測試自己

的運動強度是否足夠，以下提供 2 種簡單的計算方法：

方法一》運動時的心跳率

每分鐘最大心跳率 =220 －年齡

每分鐘最大心跳率 X（65% ～ 75%）→中等強度

低於 65% 為溫和運動，高於 75% 為重度運動

EX：

林先生今年 60 歲，每分鐘最大心跳率為 220 － 60 ＝ 160 下

160X（65% ～ 75%）＝ 104 ～ 120 下

林先生運動時的心跳如果在 104 ～ 120 下之間，則為中等強度，低於 104
下為溫和運動，高於 120 下則為重度運動。一般建議，運動時的心跳率介於
每分鐘最大心跳率的 55%至 80%為佳。

方法二》運動自覺良表

　　若沒有器材計算心跳率，可使用 Borg 於 1962 年所創的「運動自覺量表」
做簡易評估。行政院衛生署立桃園醫院物理治療師陳亮仔指出，通常是以運

動到有點喘、無法輕鬆交談的程度，維持 13 ～ 15 分鐘，視為對心肺耐力有幫助的強度，但必須視個人的生理、體能及年齡，漸進式調整運動強度。

知識小學堂

運動自覺量表

等級	感覺程度
6	非常非常輕鬆
7	（像躺著一般輕鬆）
8	非常輕鬆
9	（如折棉被般輕鬆）
10	輕鬆
11	（如同走到巷口般輕鬆）
12	有一點喘
13	（運動時還可以交談）
14	喘
15	（運動時喘到快不能交談）
16	吃力
17	
18	非常吃力
19	
20	非常非常吃力

資料來源／行政院體委會、桃園醫院物理治療師陳亮仔

（採訪整理／黃倩茹、吳佩琪）

2-5
吃不對
小心愈動愈累！

運動完喝杯咖啡，促進新陳代謝、不怕胖？
運動後立刻吃東西，吸收快、助消化？
想靠運動紓解身心壓力，讓自己更健康，
可要當心不正確的飲食習慣，以免愈動愈胖愈疲累！

　　在科技公司擔任中階主管的仕偉，這陣子開始會在晚上去健身房運動，紓解工作上的壓力與疲累，且運動結束，會補充一大瓶運動飲料，可是他發現晚上運動，隔天上班總是特別累，不禁困惑造成身體疲累的原因。

　　愛打球、慢跑的銘峰，每回運動完總喘氣連連，還覺得全身熱氣難以消散而拿起冷飲猛灌，然而，這份清涼不但不持久，還令他感覺疲累，長久下來體重更不減反增。究竟運動前後如何飲食，才能消除運動疲勞且不易發胖？

解運動疲勞
飲食有 3 要

台北醫學大學保健營養系教授劉珍芳說明，人運動時的能量來源主要有以下兩類：

1. **來自醣類：**從事高強度的運動，身體容易缺氧，而體內的醣類，包括血液中的葡萄糖、肝臟的肝醣、肌肉的肝醣等，前兩者的功能是維持血糖濃度、穩定生命中樞的運作；後者則是運動時所需的能量。

2. **來自脂肪：**包括脂肪組織的脂肪、肌肉脂肪及血液中的游離脂肪酸。

與醣類相較，脂肪在體內的數量較大，運動時若以脂肪作為主要能量，效益較高、也不易疲勞。因此，在運動前、中或後想補充能量，劉珍芳教授提出選擇飲食的 3 大要訣：

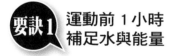 **運動前 1 小時**
補足水與能量

運動前 3 ～ 4 小時應先吃正餐，讓身體有足夠熱量。至於運動前 1 小時可補充白開水或果汁，約 150 ～ 250cc。若早上運動，因難以提前 3 小時吃

正餐，不妨運動前 1 小時吃 2 片土司或一把堅果類，並補充水分。

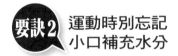 運動時別忘記
小口補充水分

　　建議運動至少持續 30 分鐘，因此，每 15 ～ 20 分鐘應以小口啜飲方式，
補充 150 ～ 250cc 白開水。要注意的是，水分並非喝愈多愈好，每小時別
喝超過 800cc，以免超過腸胃最大吸收量，導致脹氣。

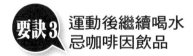 運動後繼續喝水
忌咖啡因飲品

　　運動後，應立即補充 150 ～ 250cc 的白開水，並視個人情況決定是否
繼續補充。如果想要明確的參考指標，不妨比較運動前後的體重，例如：降 0.5

公斤、就要喝 500cc 的水。此外，運動完不建議喝汽水、茶、咖啡，因體內水分已經不足，飲用含咖啡因的飲品會利尿，增加水分流失。

小提醒

運動後，血液集中在四肢肌肉，若馬上進食，不但吸收效果不好，可能造成腸胃不適，若食物太油膩，也容易在體內堆積脂肪。因此除了補充水分，可適當吃 1 ～ 2 份水果，並至少間隔 30 分鐘後再吃其他食物。

至於是否要額外補充營養品，台灣師範大學體育學系教授卓俊辰以運動員為例，雖然訓練或競賽的運動強度很高，大量消耗體力，但顯少依賴特殊的營養品，只是會多攝取碳水化合物的食物，補充醣類。因此，一般人運動後更不需補充特定的營養品，只要維持均衡飲食，並且補充體內流失的水分即可。

劉珍芳教授也補充，食物中的營養素各有益處，像蛋白質能幫助肌肉修復；維生素 B 群能助於恢復疲勞；酸味的水果由於含有檸檬酸，能緩解痠痛。因此，維持均衡飲食，不只有益健康，也能提升身體抗疲勞的能力。

知識小學堂

運動飲料怎麼喝得健康？

台北醫學大學保健營養系教授劉珍芳表示，運動飲料可幫助補充體內流失的電解質，但不建議以運動飲料取代白開水，避免過多電解質累積在體內，造成腎臟負擔。另外，對於補充運動飲料的時機，她認為，當運動時間超過 2 小時、或在氣溫超過 25 度的室外運動達 30 分鐘以上，才酌量補充。

（採訪整理／張雅雯）

2-6
投其所好
養成運動習慣 So Easy！

不喜歡曬太陽？覺得一個人運動很無聊？
上健身房總是一天打魚五天曬網？
快來看看自己是哪種類型的人，
選擇合適的運動養成配方，
你也能成為健康快樂的「運動家」！

　　高三的宜靜想靠運動紓解課業壓力，卻不知道選哪種運動好；電腦工程師柏宇每天忙到三更半夜，嚷著自己沒空運動，肚子愈來愈大；文慧看姐姐因跑步而身材線條變好，也買了雙慢跑鞋想如法炮製，但跑沒兩天就將鞋子束之高閣；宇傑曾經想過利用空閒時間去公園快走運動，但試了一、兩次後覺得一個人走很無聊而作罷；怡璇常聽人家說運動對身心有許多好處，但又怕運動會讓一身白皙的肌膚曬黑……

不知如何開始運動、沒時間、容易半途而廢、要有伴才想運動、不想曬太陽，你曾因為這些理由而遲遲不肯運動嗎？台灣師範大學運動與休閒學院院長張少熙與屏東科技大學休閒運動保健系副教授徐錦興特別針對這些類型的人，提供養成運動習慣的方式。

類型 1：想運動卻不知如何開始

運動養成配方

上網看書找資料、詢問周遭的親朋好友、到社區運動中心看看是否有感興趣的運動課程，都是幫助你展開運動人生的第一步。

想運動卻不知道從何開始的人，可以先蒐集網路、書籍、親朋好友的經驗和社區運動中心課程，從中獲得運動資訊，選擇有興趣的項目。

■ **從網路、書籍蒐集資訊：**目前坊間有許多書籍，介紹各式各樣的養生操、辦公室體操等室內運動，有興趣的人都可以多加參考，此外，在 YouTube 上以「養身操」、「暖身」、「瑜伽」、「有氧」等關鍵字搜尋，會出現一系列的教學影片，沒時間到專業教室參觀學習的人，可以先參考教學影片，評估是否對該項運動有興趣，再決定是否學習或參加專業教室課程。

■**參考親朋好友經驗**：詢問親朋好友的經驗，也是一個很好的方法，透過親朋好友的推薦與經驗分享，可以在認識運動的同時也獲得他人的運動經驗，或許還可以找到能夠一起運動的夥伴。

■**詢問社區運動中心**：社區運動中心會提供各式各樣的運動課程與設施，想要運動的人可以親身走一趟參考觀摩，選擇感興趣的運動參加。

知識小學堂

台灣 i 運動資訊平台與各縣市政府運動地圖

台灣 i 運動資訊平台（http://isports.sac.gov.tw/）是行政院體委會整合了全國相關運動資訊網站而建構的運動資訊平台，各縣市政府的「運動地圖」也可以從此連結。裡面的資訊包括：運動社群、揪團來運動、運動 i 分享、活動快報、運動新聞，想要尋找運動社群、運動夥伴、運動資訊、運動場地、運動賽事的人，都可以在這裡獲得資訊。

類型 2：沒時間運動的上班族

運動養成配方

從簡單、方便、好上手的運動開始，像是健走、慢跑、室內體操、爬樓梯，都是很好的選擇。

對於沒有時間運動的上班族，張少熙教授建議可以從具「簡易性」和「方便性」的運動入門，由簡入難、循序漸進。

一些簡易性的椅子體操、室內體操運動，可以讓人邊看電視邊做運動，在家裡或辦公室就能進行，不用刻意尋找運動場地，都可以很容易達到運動目的。

至於網球、羽毛球、桌球等需要特定技術的運動，通常需要學習一段時間才能上手，一般人可能會因此失去耐性而放棄運動，因此，建議可以從健走、慢跑這類不需太多技術性的運動開始，讓人在很短的時間內就上手，提高持續運動的意願。

「方便性」指的是運動場所與生活圈的距離，最好選擇在住家、工作場所附近可以進行的運動，讓運動變成很方便的一件事，就比較不會因場地的阻礙、或感覺麻煩，而打消想要運動的想法。目前各縣市政府都有建構「運動地圖」網站，內容包含各類型運動項目，並可查詢運動項目進行所在地，

有意願加入運動行列者，可以在入口網站搜尋「運動地圖」，輕鬆找到距離最近、最適合的運動場地或場館。

徐錦興副教授認為，沒有時間運動的人可以整合零碎時間來提高身體活動，每天找出 3 個 10 分鐘來運動，一天就能累積 30 分鐘的運動量，也可配合工作、生活中原有的身體移動需要，以爬樓梯取代搭電梯、走路取代搭車，這些都是在緊湊生活中找出時間運動的好方法。

類型 3：容易半途而廢

運動養成配方

找運動夥伴一起運動、多方嘗試運動項目或加入付費運動課程。

運動容易半途而廢的人，張少熙教授與徐錦興副教授均建議以下 3 種解決方式：

■**尋找運動夥伴**：容易半途而廢的人，最好和朋友一起運動，選擇有趣味性、有同伴約束力的運動項目，像是網球、羽毛球或籃球，都可以幫助容易半途而廢的人培養運動習慣。尤其同伴約束力，更是克服半途而廢的重要因素，因為單獨運動，可能會以心情不好、天氣不好、今天休息一下等各種

理由而不去運動，但是和同伴約好了要一起去運動的時候，心裡就會有「都約好了，不去不好意思」的想法，仍然依約前往，在相互約束的情形下，就會讓運動持續進行而養成習慣，自然就沒有半途而廢的問題了。

■**多方嘗試各種運動**：尋找志同道合的運動夥伴外，徐錦興副教授建議，最好能多方接觸各項運動，因為容易半途而廢，代表著自己對該項運動沒有興趣，缺乏想要繼續下去的動力，因此要多方嘗試各種運動項目，而找到有興趣的運動。

■**加入付費運動課程**：一旦付費加入某項運動課程時，遇到上課時間，心裡就會有一種「我已經繳錢了，沒去上課就太浪費了」的想法產生，就更容易盡可能地排除萬難參與課程，達到持續運動的目的。

類型 4：要有同伴才願意運動

運動養成配方

尋找志同道合的同伴，約定固定時間一起運動，加入運動團體也是好方法，運動之餘還可增進人際交流。

有些人喜歡一個人運動，享受片刻寧靜，有些人卻是一定要有同伴才願意運動。

張少熙教授與徐錦興副教授建議，喜歡有人作伴運動的人，可以找志同道合的朋友，約好時間一起運動，例如早上一起到公園打太極拳、跳土風舞，或利用周末打場鬥牛或高爾夫球。

此外，也可以加入相關運動團體、社團，享受運動之餘，同時增進人際間的交流。

例如喜歡慢跑的人，可以加入慢跑協會，除了有人陪伴運動外，協會還會舉辦一些活動賽事供會員參加，不僅跑起來更有趣，也是給自己設定目標、持續挑戰的一個好機會。

類型 5：不喜歡曬太陽

運動養成配方

選擇室內運動，或在清晨、傍晚時分從事室外運動，不用曬太陽也可以運動得很健康。

夏日炎炎，平常看到太陽就覺得快熱暈了，實在無法想像在烈日下運動的模樣。對於不喜歡曬太陽的人，張少熙教授和徐錦興副教授建議，可以到

健身房或社區運動中心運動，在專業教練指導下進行跑步、重量訓練，或參加有氧、瑜伽課程。此外，到室內游泳池游泳、桌球、羽毛球都是室內運動的好選擇。不想特地跑到健身房或運動中心，也可選擇一些在家裡就能進行的運動，例如爬樓梯、跳繩、搖呼拉圈、伸展操、養生操等。

　　不想曬太陽，但又希望能在運動同時呼吸室外新鮮空氣的人，可以避開烈日當頭的時刻，在清晨、傍晚或夜間等時段運動。要特別提醒的是，由於這些時段戶外光線較不充足，要特別留心四周環境狀況，避免因視線不良而引發危險，畢竟「安全第一」才是運動最重要的原則。

感謝台灣師範大學運動與休閒學院院長張少熙審稿

（採訪整理／黃倩茹）

Chapter3
輕鬆上手篇

- 單車上路，要健康不要傷害
- 練瑜伽，在伸展中平衡身心
- 3分鐘紓壓操，偷閒輕鬆做
- 學會十巧手，隨時隨地輕鬆提神

3-1
單車上路
要健康不要傷害

騎著腳踏車，恣意的穿梭在林蔭底下，
迎面而來的涼風，令人渾身舒暢。
然而，隨著單車運動的熱門，
也漸漸衍生出運動傷害的例子，
若想為自己打造健康快樂的單車行，
上路前，哪些細節不能馬虎？

　　今年才 41 歲的遊戲橘子董事長劉柏園，已經完成 3 次單車環島。板橋
地方法院少年保護官盧蘇偉送給兒子的畢業禮物，就是陪他一起騎單車環島。
另外，知名導演鈕承澤，出門都以腳踏車代步……無論大人小孩、處在哪個
領域，似乎愈來愈多人熱衷單車運動。

　　單車與跑步、游泳並列 3 大有氧運動，尤其單車可享受乘風樂趣，是許
多人休閒運動的首選，甚至，有些上班族為了響應節能減碳，開始以單車代

步。不過，若騎乘的姿勢不正確、或運動方式不對，衍生的運動傷害不容忽視。除了摔車造成擦傷、骨折，不正確的姿勢或過度操練，也可能導致全身肌肉痠痛。

3 大單車傷害排行榜

對於單車易造成的運動傷害，新光醫院骨科主治醫師蔡效良歸納常見的3大傷害：

傷害 NO.1
摔車造成骨折

最常發生在下坡路段，因速度過快，加上單車車體輕，有時只是碰撞一顆小石子，即可能重心不穩而摔車。依蔡效良醫師的看診經驗，送到醫院的傷者幾乎都已造成骨折；若沒正確戴安全帽，頭部受撞擊可能因而死亡。

傷害 NO.2
姿勢不對導致頸肩腰痛

本身也是單車愛好者的蔡效良醫師指出，最大因素是「單車尺寸不合」。若騎一台太大的車，會感覺把手距離身體好遠，騎乘時過度前傾，易手麻腰

痛；騎太小的車，會讓手臂緊縮，導致頸肩痠痛。

　　如何挑選適合自己的單車，蔡效良醫師強調，並非以外觀或價錢衡量，應計算自己所需的立管長度。「立管」是指椅墊與踏板之間的支架。測量方法為：將兩腿微微張開 15 公分，測量從跨下到地板的長度，再乘以 0.65，即為適合的長度。若不確定自己的測量方式是否正確，也可選擇專業的車店，請店家協助測量與試乘。

傷害 NO.3

過度使用肌肉

　　「過度使用肌肉」也是常見的運動傷害，蔡效良醫師表示，持續且規律的運動習慣才能避免受傷。像原本固定騎 1 小時，如果突然參加一趟需 5、6 小時的長途旅程，肌耐力恐無法負荷。建議用較安全的方式循序鍛鍊，以一周增加 10% 的騎車距離來訓練肌耐力。另外，上路前要衡量自己的身體狀況，若連續熬夜數天，即使平時騎車的距離夠遠，但現階段的體能狀況仍不適合長途騎乘。

騎車前先暖身、拉拉筋

　　以受傷部位來看，「腰部與腿部」是最易痠痛部位。蔡效良醫師表示，

這與姿勢有關，許多人騎車時沒有立起骨盆，而是癱坐椅墊上；加上騎車前沒先熱身，就使勁猛踩，造成腿部肌肉易抽筋或一下子就疲勞。因此，正式上路前，應先輕踩單車 5 ～ 10 分鐘暖身，感覺身體有點流汗，再做伸展操。

抗肌肉痠痛伸展操

Step1 腿部先採弓箭步、拉後腳筋。

Step2 腰部輪流前彎、後仰。

Step3 再將兩隻手交疊在胸前，拉上半身兩側肌肉。

Step4 頸部上下左右動一動。

每個動作持續 5 秒，建議運動後也要做，如同收操效果，可加速乳酸代謝，讓肌肉不易痠痛。

注意椅墊高度
避免肌肉痠痛

另外，單車椅墊太高或太低都會讓膝蓋不舒服，蔡效良醫師表示，正確踩踏姿勢，腿部應是上下垂直運動。若椅墊太低，會使騎士腿部呈外八的方式踩踏，導致膝蓋外側的腸脛肌腱發炎；椅墊太高，則會讓膝蓋後方的肌腱

未完全伸展，造成痠痛。

自行車新文化基金會專員林惠忠也補充，許多人試車，是坐在靜止的單車上，讓雙腳可以著地，其實這不正確。最適合的椅墊高度，應是與站立時的腰部平行，起步時不應直接坐上去，而是兩手握住把手，左腳踩地、右腳在踏板上準備助踩，當右腳踩踏下去時，屁股才順勢坐上椅墊。如此一來，腳在踩踏過程才不會過度彎曲。

除了暖身、伸展、注意姿勢，蔡效良醫師建議最好騎乘 1 小時內休息一次，避免維持同一姿勢太久。而且，適當的休息與舒展，可降低肌肉痠痛程度。雖然對入門者來說，一開始騎單車易有痠痛感，但只要持續運動、量力而為，逐漸增加肌耐力，自然能緩解不適症狀。

穿卡鞋騎車安全嗎？

新光醫院骨科主治醫師蔡效良指出，單車卡鞋與踏板相連，好處是踩踏時不會突然滑落。不過，有人擔心摔車時卡鞋會影響逃生，蔡效良指出，卡鞋在設計上很容易抽離，重大事故肇因還是在於速度過快。不過，這鞋種較專業，建議民眾購買時，還是在專賣店選擇適合自己的尺寸，並學會正確使用方式。

（採訪整理／張雅雯）

3-2
練瑜伽
在伸展中平衡身心

現代生活節奏快速，壓力直線攀升，
不僅心情鬱悶，身體也跟著出狀況，
想釋放壓力，平衡身心，
練瑜伽，正合適！

　　瑜伽原是印度修行者的法門，現今發展為簡單、易學、效果佳的養身運動。除了著重身體的伸展，也強調靜坐，讓身心靈達到平衡境界，因此，瑜伽不僅能塑造優美體態，還能讓心靈寧靜。

　　學習瑜伽 30 年，中華民國瑜伽協會理事、也是瑜伽師資班培訓老師的嚴菀華指出，所有瑜伽皆源自印度最古老的瑜伽流派—「哈達瑜伽」。最初瑜伽比較靜態，練習時每個動作重複 3 ～ 5 次，最後放鬆還有一個「攤屍休

息」。而現在的瑜伽多屬於動態瑜伽，為了吸引年輕人，甚至出現結合「皮拉提斯」的瑜伽提斯、皮拉瑜伽等。

練瑜伽 6 大好處

練瑜伽的原因因人而異，嚴菀華認為，大多數的人都是衝著瑜伽的好處而來。它是一個很好的和緩運動，書田診所復健科主任潘筱萍也肯定其和緩功用，對於身體修復和維持健康有許多直接或間接功效。大體而言，瑜伽有下列 6 大好處：

1. 增進血液循環和腺體分泌

加速心跳和富氧血的循環，讓血液流到關節、內部器官等。瑜伽動作也能調整、刺激身體各部位淋巴、荷爾蒙、甲狀腺體，使之正常分泌，增強身體的淋巴系統、提高免疫力。

2. 提升新陳代謝

如同其他運動，剛練習時，會大量流汗，尤其練習深呼吸和促進血液循環，可刺激排泄器官。

3. 增加身體柔軟度

瑜伽姿勢經過 5 千年以上的傳承，其淬鍊的動作能使身體變柔軟、富彈性，也有治療頸痠、肩硬痛、解決肌肉痠痛等功效。

4. 減壓抗壓

人處在壓力時會呼吸急促，但瑜伽講究冥想，強調身、心、靈平靜，還要控制呼吸節奏。因此，瑜伽能幫人們調節呼吸、釋放壓力、減壓、抗壓，甚至輔助治療憂鬱症、失眠、自律神經失調等疾病。

5. 修飾腹臀曲線

嚴菀華表示，有些學員因練瑜伽，調整內分泌，搭配飲食與作息的調整，減重成功。潘筱萍也肯定此功效，特別是腹部及臀部肌肉線條較美觀。

6. 有助體重控制

「每種運動都能幫助身體健康和修復」，潘筱萍醫師指出，藉由瑜伽刺激、伸展全身筋骨，有間接養顏美容、去病強身、青春常駐的功效。練了 30 年瑜伽的嚴菀華以自己為例，多年來她不僅體重變化極小，外表也精神奕奕。

膝蓋、脖子、腰
瑜伽易傷 3 部位

儘管瑜伽好處多，更是老少咸宜的安全運動，但潘筱萍醫師強調，每人身體狀況不同，因此，練瑜伽時最重要的一點就是：不要勉強自己。以下是復健科門診常看到和瑜伽有關的「3 痛處」：

1. 膝蓋

很多瑜伽動作會要求「蹲」或「跪」，但蹲、跪會使膝蓋承受很大壓力，建議膝關節不好的人少「蹲」。潘筱萍醫師多年前練瑜伽，也因求快造成膝蓋受傷痠痛，因此她特別叮嚀膝蓋不好的人要注意。

2. 脖子

有些高段瑜伽要求學員以頭倒立，其實這對脖子很不好，不注意就容易造成扭傷。做這類動作一定要視個人身體狀況，千萬不要勉強！

3. 腰部和大腿外側肌肉

有些瑜伽動作是坐著或站立下腰，椎間盤突出的病人做這類動作要小心，可能引起舊傷復發。

　　潘筱萍醫師表示，「瑜伽著重調息，練習時不要求快」。以自己為例，多年前曾因過度練習，導致膝蓋受傷，除了求快，加上「別人能做到，為什麼我做不到」的不服輸念頭，更讓她違背身體極限、勉強施力而受傷。有了前車之鑑，她建議學瑜伽前，有關節韌帶問題的人，最好先詢問復健科醫師，針對個人身體給予建議。

　　嚴菀華也提醒學員練瑜伽「不比較、不勉強、放輕鬆！」瑜伽老師別要求學員學習太超過個人極限的動作，教學不要太快。學員練習時，要有足夠的暖身和緩和運動，此外，做瑜伽的前後 1 小時不要進食。

別盲從，理好情緒
檢視生理狀況再決定做不做

　　中華民國物理治療學會理事長簡文仁表示，瑜伽和有氧運動、太極拳等項目一樣，要遵循漸進、量力而為的原則，千萬別做過頭，這些運動的目的是養生，而非比賽。他建議，瑜伽動作變化多端，適合與否，可先評估自身對瑜伽的接受度，「做瑜伽前要先學會沉澱、放鬆，放下焦躁，調整好情緒，接著再看自己的生理狀況，而非視骨頭狀況來決定要不要做。」

　　有近 30 年瑜伽教學經驗的中華民國瑜伽協會理事林南妏，曾先後在瑞士日諾道場、印度希瓦難院學院修習瑜伽。她指出，目前瑜伽課程以有氧瑜

伽、熱瑜伽、冥想瑜伽、呼吸瑜伽及皮拉提斯為主。其主軸為舒筋拉骨、增強肌力、強化心肺、加強協調平衡能力及修飾身材。多做有益健康，不過應量力而為，以免併發運動傷害。

遇特殊情形
為自己訂做特殊瑜伽

瑜伽是很和緩的運動，但某些特殊情況仍須注意，林南妘提出以下提醒：

1. 懷孕

如果原先是瑜伽族，有些基礎，懷孕時仍可做一些瑜伽動作，例如：偏重在手腕、手指與肩胛骨等。產前 3 個月可每天練「吉祥式」，坐在地板，打開雙腿，兩個腳板相對，雙膝分別往左右張開，停留數秒後再還原。此動作目的在於打開鼠蹊部，增加骨盤的彈性，助於生產。

2. 更年期

此時期的婦女容易失眠，可在睡前平躺做「腹式呼吸」，習慣後，進而做「風箱呼吸」。

我們平常呼吸的方式是「胸式呼吸」，主要靠胸部肌肉的力量來擴張胸

腔，所以呼吸時肩膀和胸部會明顯起伏；反之，「腹式呼吸」是靠胸腹之間橫隔膜的下降來擴張胸腔，所以腹部的起伏比胸部起伏來得明顯。作法是「吸氣時盡量讓胸部不動而腹部凸起；吐氣時需壓縮腹部、使之凹入」。

至於「風箱呼吸」，是指吸一口氣到腹部，再用力壓縮腹部快速吐氣。其快速吐氣、吸氣需重複 20 回，讓腹部規律地凸出、縮入。當最後一次呼吸完畢後，吐氣止息 10 秒，內心會有平靜祥和的感覺。

3. 生理期

其實「大姨媽」期間不宜做瑜伽，若真的很不舒服想動一動，可改以打坐、進行「腹式呼吸」等方式，沈澱情緒。

4. 疲倦時

壓力大、感到疲憊時，可在做瑜伽時放點節奏緩和的心靈音樂，幫助全身放鬆。

（採訪整理／吳宜亭、施沛琳）

1 分鐘瑜伽教室

認識動瑜伽

動瑜伽 1》活力瑜伽

藉由連貫動作和強而有力的呼吸法,以移動的力量和彈性,彎身和呼吸製造活力、提升身體代謝率,對於心肺、體力與耐力有所助益,讓身段更輕盈、強健、靈活柔軟。

動瑜伽 2》太極瑜伽

藉由動作、意識、呼吸三者的協調,「以意導氣」調和呼吸,以太極連續性的和緩訓練提升體能,運用太極導引肢體旋轉,放鬆僵硬,讓肌理獲得更深層的按摩;且加入瑜伽平衡及柔軟伸展,動中求靜,以達充分運動、徹底放鬆的效果。

動瑜伽 3》皮拉提斯

注重肌肉伸展和呼吸,主要訓練人體「核心肌群」,能鍛鍊較深層的肌肉,而非表面大肌群,所以不會壯大肌肉,能讓線條變得更纖細修長。此外,能增強平衡,矯正如脊椎側彎等不良習慣造成的傷害。

（採訪整理／吳宜亭）

知識小學堂

7 步驟，評估你適不適合做瑜伽

評估項目	原因	得分
滿分 10 分，以 20 歲為基準，每多 10 歲扣 1 分。	年齡愈大，做瑜伽的適合度就遞減，每多 10 歲就減 1 分。	
你是男生，得 5 分；女生得 10 分。	女性比較愛自己的身體，且在柔軟度上，比男性適合。	
滿分 10 分，有 1 種慢性病扣 1 分。	有心臟病、高血壓、糖尿病、腎臟病、代謝症候群、骨鬆、暈眩、肝病、肺病等疾病與症狀者，並非不能做瑜伽，但要小心，不宜做過於勉強的動作。	
滿分 10 分，有任何急性傷病及狀況，直接扣 10 分。	生理期、骨折或拉肚子，不建議做，飯後也不宜。	
起身動一動，測測體能：（1）先測試柔軟度。坐姿身體前彎，手指碰腳趾，指碰趾距離每多 5 公分，扣 1 分，滿分 10 分。	坐姿身體向前彎、手指能碰腳趾，代表柔軟度好，適合做瑜伽。	
（2）蹲下跳起，試試肌力。不能跳起扣 5 分，不能蹲下扣 10 分，滿分 10 分。	不能蹲下或跳起，表示肌力弱，避免勉強的動作。	

知識小學堂

評估項目	原因	得分
（3）發鳴長音 30 秒，瞭解你的心肺能力，每少 3 秒，扣 1 分，滿分 10 分。	肺活量小、心肺能力弱，無論做瑜伽或其他運動，動作要放緩；喘不過氣時，便停止。	
（4）單腳穩定站立 30 秒，測驗協調平衡，每少 3 秒，扣 1 分，滿分 10 分。	測試單腳站立的穩定性與協調平衡能力。	
學瑜伽是為了健康得 10 分；趕流行則僅得 5 分。	反觀自己練瑜伽的目的。若只是因為流行，可要注意別因為比較心而受傷。	
你的意志力夠持續？將瑜伽排入行程得 10 分；空閒才做得 5 分。	運動的意志力很重要，有空才做、或一曝十寒容易受傷，最好把瑜伽列入生活的固定行程。	

量表設計／中華民國物理治療學會理事長簡文仁

結果分析》 總分 100 分，低於 60 分者較不適合做瑜伽。若想嘗試瑜伽，切忌勉強、躁進，動作要放緩、量力而為才能享受瑜伽的好處。

（採訪整理／施沛琳）

3-3
3分鐘紓壓操
偷閒輕鬆做

現代人待在室內的時間愈來愈長，
長時間久坐讓人精神不濟，
偷個 3 分鐘活絡筋骨，紓紓壓、醒醒腦吧！

　　運動除了健強體魄，也能舒緩緊繃與負面情緒，但不少人都會以「太忙」、「沒時間」等理由而不運動。其實，除了跑步、游泳、騎單車等運動外，不受時空限制、沒有複雜步驟、不需特殊運動技巧的「伸展運動」，也能幫助緩解壓力、消除身心疲勞。

　　台安醫院復健科主任鍾佩珍指出，一個人久久不動、同一個姿勢使用太久，會造成組織負擔；中華民國物理治療學會理事長暨國泰醫院復健科物理

治療組組長簡文仁也表示，身心一體，互為影響，如果肌肉繃得太緊，張力不佳，可能造成筋骨痠，導致消化、循環等系統運作不正常；一旦身體感到不舒服，影響心情與睡眠品質，失眠情況下壓力將更大；倘若壓力大又無法放鬆，全身會更緊繃，如此惡性循環對身心都不好。

伸展運動
有助舒緩緊張

　　除了盡可能找機會運動之外，適時「伸展」一下，也是很好的紓壓運動。一般肌肉收縮時是向著心臟的，若能往外拉開至原來應有的長度，可拉開緊繃的肌纖維。由於血管走在肌肉之間，一縮一放間，可讓血液運行得更好，亦有助舒緩緊張。因此，做一些能讓肌肉收縮的體操，即有運動效果。

　　不過，簡文仁治療師提醒，潛在壓力造成的下意識緊張，光靠伸展操動動手腳是不夠的，建議「用全力收縮身體」再「完全放鬆」，配合出聲運氣或深呼吸來感受肢體收與放之間不一樣的感覺，從而學會鬆弛身心。

　　針對久坐電腦前，長時間處於同一姿勢的上班族，簡文仁治療師建議可在座位上，利用 tea time 的空檔，試試動作較小的調神操，舒緩筋骨、解除

疲勞。辛苦忙碌了一天，回到家裡洗澡前或睡前，則可改做紓壓操放鬆筋骨、解放身心。

（採訪整理／施沛琳）

3 分鐘紓壓操

動作示範／中華民國物理治療學會理事長簡文仁

採訪整理、攝影／施沛琳

PART1 辦公室調神操

　　動作較小，可在辦公室坐椅上進行。

■巨熊頂天

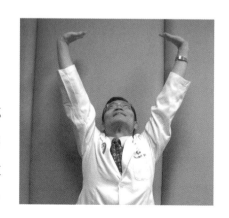

　　雙手用力向上舉高，頭與身體後仰，手指張開如頂天狀，整個向上頂的過程都要用力、出聲，有如用力伸懶腰，持續 6 秒鐘。施作時不可有氣無力，要先全力收縮身體，再緩慢地伸展全身，舒緩頭頸部。

■金猴洗臉

　　雙手十指併攏，互搓生熱，再來搓臉，分別由太陽穴集中至口鼻處，上下搓動，到臉部發熱，用食、中、無名三指之指腹，輕輕畫圓圈來按摩眼球。亦可洗完手後，以水來搓洗臉部，再用紙巾擦乾。電腦族眼睛直盯螢幕，可順勢輕按眼睛以舒緩。

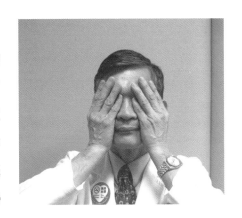

■神鷹展翅

　　身體前傾，雙肩聳起，雙臂向外、向上彎起，由上臂、肘、前臂、手腕再手指，做展翅飛翔狀，雙手放鬆，自然且緩慢地擺動，每 6 次休息一下。有如老鷹飛翔天空，去體會與感受那種放鬆與自然的肢體動作。

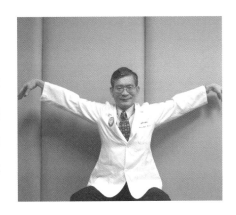

PART2 居家紓壓操

這部分紓壓操動作較大，需要站著，
適合在家裡做。

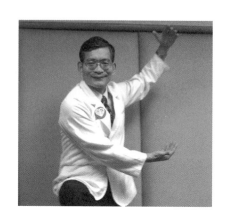

■想念
口訣：「想想美好，做做操」。

雙腳打開一倍半肩寬，微蹲馬步，閉
眼調息，雙手從身體兩旁繞圓向上，發揮
阿Q精神，想想美好的情境，再雙手掌心向外，一上一下推向左邊，再弧形
繞回，推向右邊。靜心、沈澱情緒，緩慢中配合心境的轉換，以化解壓力。

■砍刀
口訣：「出出鳥氣，砍手刀」。

一樣雙腳打開，微蹲馬步，雙掌向前平
推，配合發出長「嗚」之聲，再左右雙手，
互砍手刀。此為長吐息的操法，發出鳥氣的
長「嗚」聲，可訓練肺活量，拉長氣息，抒
發鬱悶之氣；左右手交替砍手刀，也代表一
種砍殺擊掌出氣的作用。

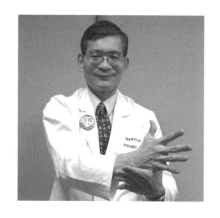

■抖擻

口訣：「抖抖身體，跺跺腳」。

雙腳打開微蹲馬步，身體微微前傾，雙手放鬆下垂，在雙肩上下左右抖動身體，讓上半身做出激烈的運動，做完上身換左右腳輪流跺足，像乩童作法一般。此為有氧運動紓壓，透過激烈的抖動與跺腳，釋放蓄積的壓力，尤其抖動雙肩、

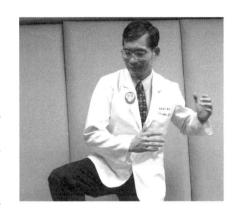

胸部與上肢，透過無意識的盡情發洩，像宗教儀式般，抖完彷彿新生。

■放手

口訣：「看看四周，隨手拋」。

雙腳打開兩倍肩寬，雙手平伸身體兩側，轉動身體看看四周的同時，雙肘彎起來再伸直甩出去，配合手腕與手指彎起再向外伸直，好像灑水一般。此一舒壓伸展操，可伸展扭轉頭頸脊柱及下肢。

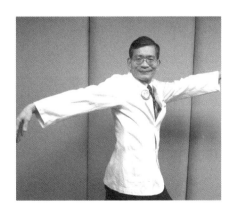

PART3 睡前紓壓操

簡文仁治療師提醒，睡前不適合做劇烈運動，建議選擇和緩的運動來放鬆身心，以下推薦 3 招，但不適合在床上作，不妨在地板上鋪一大條厚毛巾或墊子，借助地板的支撐，好好進行伸展與放鬆等動作。

■大字攤屍

學會放鬆是紓壓的首要工作，睡前可全身大字型躺下，閉眼調息放鬆。

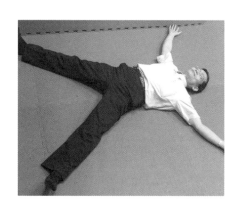

■阿拉膜拜

跪趴在地，類似瑜伽嬰兒式動作；跪趴的同時，靜靜地配合呼吸吐納。

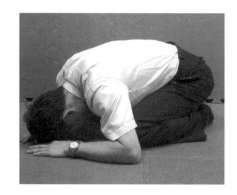

■懶驢打滾

　　側臥床上，雙手抱頭、彎膝，屈身如蝦，盡量縮成一團躺下，左右滾動各 6 次，每次停留 6 秒。壓力很大時，做這個有如躲回媽媽子宮的動作，埋首不理一切，深呼吸調息，放鬆效果佳。

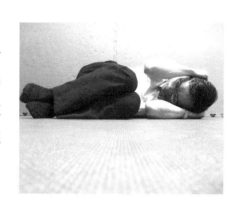

知識小學堂

放鬆運動小叮嚀

伸展與放鬆運動看來簡單，其實有其竅門，中華民國物理治療學會理事長簡文仁與台安醫院復健科主任鍾佩珍提醒注意之處：

1. 運動時要自然呼吸，勿憋氣，尤其是有心臟與高血壓等疾病者更需留意。
2. 高階運動（如動作大一點的動作），要配合吐納。
3. 任何人都可以做運動，但動作不宜太大，勿一次到位或瞬間用力。

3-4
學會十巧手
隨時隨地輕鬆提神

運動，一定要天氣宜人、有場地、有時間嗎？
學會「十巧手操」，無論是忙碌的上班族或行動不便者，
藉由簡單地碰碰手、拉拉耳、揉揉眼，
隨時隨地都能讓身體動一動，輕鬆活絡筋骨且提神！

　　對健康的人來說，藉運動紓壓是容易的事，但對於關節不靈活、走路不穩，甚至半癱在輪椅或床上的人而言，欲享受運動的健康和好處，難度則增加許多。因此，中華民國物理治療學會理事長、國泰醫院復健科物理治療組組長簡文仁，特別示範「健康十巧手」操，希望幫助不方便做大肢體動作，甚至身體半側中風的患者，藉由運動刺激身體，暢通全身血液循環、增強免疫力，預防感冒。

簡文仁治療師表示，做十巧手操不必刻意暖身，10個動作簡單、易學、效果好，不受時間、場地限制，不需輔助器具，非常值得嘗試。而且，當時最早推廣健康十巧手的高雄餐飲學校創辦人李福登校長，希望民眾更瞭解「十巧手」功效，還特別請高雄市立中醫院針灸科醫師陳得財為「十巧」加註學理及功效，使「十巧手」更具醫學根據。

（採訪整理／張慧心）

健康 10 巧手
口訣簡單易上手

動作示範／中華民國物理治療學會理事長簡文仁

採訪整理／張慧心　　攝影／豆照勳

第 1 巧　碰碰手　血氣夠

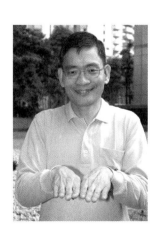

動作：雙手前伸，手肘微屈，掌心向下，大拇指內縮，平行互相打擊側面 36 次。

說明：打擊到的主要經絡是大腸經，主要穴位是合谷穴。

主治：預防、治療顏面部位的疾病，如：視力模糊、鼻炎、口齒疼痛、頭痛，還能預防感冒。

第2巧 垂碰手　精神好

動作：雙手前伸，手肘微屈，掌心向上，平行互相
打擊側面 36 次。

說明：打擊到的主要經絡是手太陽小腸經，主要穴
位是後溪穴。

主治：頭頸強痛，放鬆頸項肌肉群及預防骨刺、骨
頭退化。

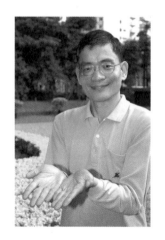

第3巧 蓮花手　百病除

動作：雙手掌心向上，手掌相對，以手腕互相打擊
36 次。

說明：打擊到的主要經絡是心經及心包絡經，主要
穴位是大陵穴。

主治：預防及治療心臟病、胸悶，紓解緊張的情緒。

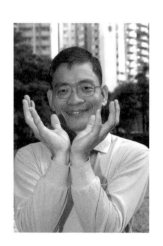

第4巧 叉叉手　頭痛消

動作：雙手掌心向下，食指與大拇指展開成 90 度，
　　　　左右手虎口相交叉打擊 36 次。

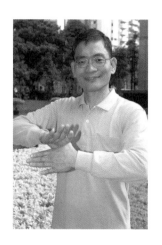

第5巧 齊叉手　面色潤

動作：雙手掌心張開，手指撐開，互相交叉打擊 36
　　　　次。

說明：第 4 巧與第 5 巧，主要刺激八邪穴。

主治：預防及治療末梢循環，如手麻、腳麻等末梢
　　　　循環之疾病。

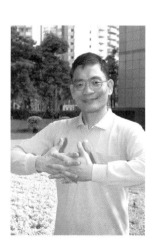

第 6 巧 搥左手　心臟好

動作：左手掌握緊，右手掌面向左拳頭伸直，互相打擊 36 次。

第 7 巧 搥右手　脾肺健

動作：右手掌握緊，左手掌面向右拳頭伸直，互相打擊 36 次。

說明：第 6 巧與第 7 巧，主要刺激的經絡是心經和心包絡經，其主要穴位是勞合穴。

主治：消除疲勞及提神。

第 8 巧 背碰手　氣力足

動作：右手掌心向外，左手掌心也向外，以手背互相拍擊 36 次。

說明：打擊到的是三焦經，主要穴位是陽池穴。

主治：調整內臟機能，預防及治療糖尿病。

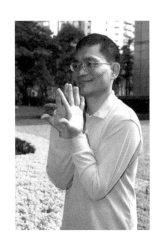

第9巧 拉耳仔 頭腦醒

動作：雙手大拇指、食指拉左右耳垂 36 次。

說明：耳垂穴位多，能刺激、活絡相關部位。

主治：眼點、顏面部及腦部等部位的循環。

第10巧 揉揉眼 眼神足

動作：左右手掌互相摩擦 6 圈至微熱，再以雙手掌
心輕蓋雙眼，眼球左右各轉 6 次；接著，雙
手再搓熱，輕蓋雙眼。

說明：運用氣功原理，調整眼睛的經氣。

主治：預防近視、老花及視力模糊。

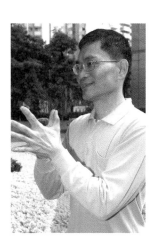

Chapter4
挑對運動篇

・運動聰明選，讓孩子動起來！

・樂齡族，動出活力的年輕密碼

・慢性病患想動出活力，能做哪些運動？

・行動不便者，如何挑對運動？

4-1
運動聰明選
讓孩子動起來！

活動、活動，要活就要動，
大人需要藉運動來紓壓、增進身體健康，
小朋友也應該從小培養運動習慣、享受運動樂趣，
為一輩子的身心健康打好基礎。

　　陳先生剛上小學的兒子，只要有空就上網、打電動，不然就是窩在電視機前當「沙發上的馬鈴薯」，讓陳先生很煩惱，擔心孩子不愛運動，會影響日後的身心發展與健康。

　　想讓孩子從小養成運動習慣，大手拉小手一起來運動，肯定是最佳選擇，並在運動的同時培養親子共同嗜好，讓關係更親密，家庭更和樂。

　　台灣師範大學運動與休閒學院院長張少熙表示，選擇親子運動必須挑選

適合孩子的運動場地，以及符合孩子年齡層的運動技術，才能達成「全家一起運動」的目標。屏東科技大學休閒運動保健系副教授徐錦興也強調，除了「安全」，「不需要太多運動技巧」也是親子運動的必備因素，凡是大人、小孩都好學習、容易上手的運動，具有高度互動和新鮮感，就是很好的親子運動。

平日公園散步
假日步道踏青

到公園散步、健走，是一項簡單、很適合親子一起參與的運動。台灣師範大學體育學系教授卓俊辰認為，走路安全性高，且無須經過特殊的學習訓練，任何人皆可上手。

大人小孩平日可以大手牽小手，在住家附近的社區、公園走走，有飼養家犬的家庭，也可利用這個時間遛狗；到了假日，家長不妨規劃不同的步道路線，帶著孩子一邊運動、一邊體驗大自然。

國內有不少林木繁茂的森林步道，例如：芝山岩步道、紗帽山步道、草嶺古道、合歡越嶺古道、大坑登山步道、阿里山步道、奧萬大步道、八卦山步道、柴山步道、太平山步道等，民眾可利用假日去這些特色步道走走，體驗不一樣的踏青樂！

假日健走何處去？

目前林務局已將全國步道資訊整合在「台灣山林悠遊網」：
http://trail.forest.gov.tw/index.aspx，民眾可在此查詢全國步
道資訊；台北市則將轄區內的步道依步道坡面、舖面、設
施狀況，分為親子級、勇腳級和山友級，其中親子級步道
共有 20 條，步行時間約在 2.5 小時左右，詳細的親子級親
山步道總表、介紹與大眾交通聯繫，民眾可參考「台北市
親山步道主題網」：http://www.ed.taipei.gov.tw/cgi-bin/SM_
theme?page=48367c89。

著重互動過程
游泳、騎單車皆適合

除了跑步、健走，徐錦興副教授認為，游泳與騎單車這類具有高度互動
性與新鮮感，且不難上手的運動技巧，也很適合親子一同進行。平時可以在
家附近的游泳池練習、互相挑戰和比賽，也可以參加「日月潭泳渡」為挑戰
目標，約定在三年、五年，甚至十年後，一起組隊挑戰。透過親子一起挑戰、
鼓勵、努力練習的過程，不僅讓身心更健康，還能凝聚家人間的向心力，關

係更緊密！

　　除了游泳，騎單車同樣也不需要太多運動技巧，大人、小孩均能輕鬆掌握。全家人可以一起騎著單車，到不同地方探索漫遊，加上近年國內盛行單車運動，各地都有規畫適合單車行走的專用道，因此，在裝備許可的前提下，不妨規劃全家一同騎單車旅行，甚至環島，讓運動既健康、又好玩！關於單車專用道及相關景點的資訊，可參考「自行車逍遙遊」網站（http://travel.network.com.tw/biketour/）。

搖呼拉圈、跳繩
在家也可以動的很有趣

　　當然，親子運動不一定限定在戶外活動，在家也可以動得很有樂趣。張少熙教授指出，搖呼拉圈、跳繩、伸展操、健康操或爬樓梯等在家就能進行的運動，只要運用一些簡易的工具，或設計一些小小的趣味活動，就能引起小朋友的興趣，適合親子同樂。

　　例如跳繩，是以下肢為中心的全身運動，除了最基本的單人併腳跳繩外，還可以單腳跳、跑步跳、交叉跳，也可以兩人一組跳繩。如果人多，可以兩人搖繩，其他人站一排在繩同一側起跳，配合不一樣的節奏而有難易度的調整，或著以跳繩來進行凌波舞闖關遊戲，比賽誰的身體柔軟度較好。只要有

一點點變化，或設計挑戰關卡，即使是簡單的跳繩，也能達到相當好的運動效果。

　　不過，假如孩子已經有自己特定的運動興趣，張少熙教授建議，不妨將親子運動定位成「全家共同的運動時間」，例如孩子愛打籃球，爸媽則偏好慢跑、健走，此時就可以約定共同時間，一起到運動場所運動，也能達到親子同樂的效果。

感謝台灣師範大學運動與休閒學院院長張少熙審稿

（採訪整理／黃倩茹）

4-2
樂齡族
動出活力的年輕密碼

「運動」可提高身體抵抗力，降低罹病的風險，
同時產生腦內啡讓人感覺愉悅。
但不少人步入社會後，因各種理由未能規律運動，
熟齡男女們想重拾運動習慣，要注意哪些細節？

　　裕生是科技公司的工程師，雖然年輕時曾是籃球校隊，步入職場後因常常加班、應酬而中斷了運動習慣，休假寧可在家補眠，20多年資歷養出了啤酒肚，體力大不如前也讓他愈來愈暴躁。有一次電梯突然故障，鮮少爬樓梯的他上氣不接下氣的爬上6樓，這才發現自己體能變差，而考慮開始運動。再加上新聞報導，運動能讓人忘卻不愉快、紓解壓力，更讓他動心，馬上買了雙慢跑鞋，打算每天下班後，到公司附近的國中跑幾圈操場。

運動前掌握 3 要點
獲得最大運動益處

　　台灣師範大學體育學系教授卓俊辰表示，每個人都知道健身運動的好處，運動不僅能增加肌肉力量，減少腰痠背痛，還會刺激「腦內啡」分泌，使人感到快樂、放鬆。但當事情一多，運動自然成為優先被排除的項目，即使不少熟男熟女像裕生一樣，偶然警覺到健康大不如前，認為做運動有所幫助，但若沒有經過下列考量，運動還是很難持之以恆：

1. **運動不是一時興起的玩耍**：應是長期、規律的習慣。

2. **心理上不要預設太多障礙**：熟男熟女會擔心身體狀況不如當年，其實只要有手有腳即可從事健身運動。

3. **運動時要由慢而快、由少而多、由輕而重**：若過去沒有規律的運動習慣，掌握前述重點才能獲得運動益處，而不是產生運動傷害。

尋找專屬的運動處方

　　熟齡族群會面臨老化問題，有些運動雖常被推薦，但未必適用每一個人。台灣體育學院運動健康科學學系暨碩士班副教授趙叔蘋指出，運動不是動一動就好，需要在過程中感受運動帶來的樂趣、選擇適合自己當時身體狀況的

強度、執行時確保姿勢正確，所以每個人理應依照自己的條件而有不同的「運動處方」。

以老年人常見的退化性關節炎而言，膝蓋的支撐力不足，較適合做靜態的重量訓練，比如坐著抬腿，這種阻力訓練可訓練肌力，建立行動時的平衡感，可避免跌倒；相對來說，快走會加劇關節磨損，雖然廣被推薦，但不適合關節退化者。

游泳也常被視為老少咸宜的運動，尤其對於不適合慢跑或快走的人，游泳的負擔似乎較小，不過，趙叔蘋副教授不建議較年長或筋骨受傷的人費力去游蛙式、自由式，而是運用水的浮力做相關的運動設計，這就需要專人量身提供適當之處方及活動建議。因此，體委會計畫未來以證照制度培養「健康運動指導師」，不過，此方案正待政府相關單位大力促成，並將之落實於社區，如此，民眾即可就近請益，既可減少社會醫療負擔，亦能讓民眾動得安心。

以體能水準為依據
選擇運動項目

熟齡族運動時也要特別注意安全，避免運動傷害。趙叔蘋副教授建議，最好請專業教練指導相關的正確動作；另一方面，自己也要隨時與身體對話，

比如記錄運動當時的感受、絕對不要過於勉強、不舒服時要馬上停止，隨時調整運動方式；當我們用心關注身體的反應時，運動的功效方能逐一驗收。

此外，卓俊辰教授強調，雖然年齡反應老化程度，但運動處方的重點在於有多少體能水準，年齡反而不是關鍵因素，過去運動量少、傷病史多的人，即使只有 40 多歲，體能水準可能還不如長他 10 歲但有運動習慣者。

那麼實際該做什麼運動？卓俊辰教授強調，先知道下述該做的運動型態以及標準的運動量，每個人再依照自己的生活形態、體能水準調整進行的方式，盡可能符合標準，才是有效的運動。

改變交通方式
輕鬆增加運動量

對於久未運動的熟男熟女來說，應先從「基本健身運動」著手，即每人每天累積至少 30 分鐘的中等程度運動、每次至少持續 10 分鐘。卓俊辰教授指出，中等程度運動指的是輕快一點的步伐、呼吸輕微增加但不會喘的狀態，包括一般走路、爬樓梯、騎腳踏車都屬此類。

嚴格來說，基本健身運動是一種生活習慣的改變，讓習慣坐式生活者改為動態的生活形態，卓俊辰教授表示，每天運動 30 分鐘是低標，研究顯示每天若累積 1 ～ 2 小時是在活動狀態者，更有健康上的好處，因此每個人可

依據自己的作息，或是改變上下班的交通選擇，例如：騎腳踏車做為接駁，或搭公車時，提早一站下車走路。

可別小看生活型態的改變，卓俊辰教授提醒，有些人工作壓力大，又沒讓自己有轉移注意力的機會，情緒愈陷愈深、壓力愈積愈大，若能透過多走動的方式轉移情緒，反而更能心平氣和找出應對之道。

把運動融入日常生活
較易執行

何時適合做運動？卓俊辰教授認為應反過來問：「何時不適合做？」目前只有不建議吃飽就做運動，應間隔至少 1 小時，其他時間都可做運動。他建議配合自己的作息來進行，較易養成習慣，比如 40 多歲者還在職場，若工作性質屬於晚班，也不需要逼自己額外早起去慢跑，可選其他時間來做適合的運動。

運動的地點也應以靠近住家或職場為考量，才能讓運動融入生活。不少人繳了健身房、韻律舞的高額費用，但上課的地點不在生活圈內，可能一下雨就懶得出門。

熟齡族群做運動是基於健康，甚至對年紀大者來說，運動還具有社交功能，趙叔蘋副教授建議找專業團體參加，一方面有伴可相互激勵與支持，另

一方面有專人指導，較能確保姿勢正確，以減少錯誤動作累積造成的傷害。
卓俊辰教授則認為，運動雖然對身、心都有好處，但建議還是以增進體能或
柔軟度的鍛鍊效果做為主要價值，盡量選擇自己有興趣的運動，樂在其中，
才能獲取紓壓的附加價值。

感謝台灣體育學院運動健康科學學系暨碩士班副教授趙叔蘋審稿

（採訪整理／張雅雯、施沛琳）

4 類進階運動
增進健康體適能

每天累積至少 30 分鐘的中等程度運動，讓生活有基本運動量後，台灣師範大學體育學系教授卓俊辰建議，可提升到好處更多的「進階健身運動」，也就是「促進健康體適能的運動」，其標準是：一週平均要做 3～5 天、每次應持續 20～60 分鐘，會呈現呼吸稍快、明顯會喘的狀態。

依照健康目的之不同，這類運動又分為 4 大項目：

1. **促進心肺耐力：**應做有氧運動，比如快走、慢跑、游泳、騎乘固定式腳踏車、律動舞蹈。

2. **促進肌肉功能：**應做全身性的重量訓練，以健身房器材為例，約做 8～10 樣器材，一個動作反覆做 8～12 次，重量負荷適當且有明顯用力。適當的重量訓練可強化肌肉功能，對於先天肌力就比男性差的女性來說，更為重要。

3. **促進關節柔軟度：**應做伸展操，即使在辦公室也方便做。

4. **幫助體重控制：**許多熟男熟女都有體重過胖的問題，在身體代謝變慢的情形下，控制體重必須同時從飲食與運動著手。在運動方面來說，「多走一步就有一步的效果」，讓自己建立動態生活習慣；此外，建議多做有氧運動，可消耗較多能量。

（採訪整理／張雅雯）

知識小學堂

5 大適合熟齡族增加身體靈活度的運動

中華民國物理治療學會理事長簡文仁表示，熟齡族運動時，宜採漸進量力原則，做廣泛性、綜合性的多肌肉群運動。例如：

1. 快走。
2. 平地騎單車。
3. 水中走路。
4. 土風舞。
5. 避免下蹲動作的高位太極拳。

此外，熟齡族、銀髮族是骨質疏鬆的高危險群，有些運動不適合，最好避免。

1. 避免衝撞型運動：籃球、拳擊、彈跳。
2. 避免易過度增加膝蓋負擔的運動：山坡騎車、下蹲太低的太極拳與跑步。
3. 避免局部、單一使用到腹肌、二頭肌的運動：舉重。

（採訪整理／施沛琳）

4-3
慢性病患想動出活力
能做哪些運動？

運動對健康是個好習慣，
還能幫助紓解壓力與憂鬱情緒，
可是，有關節炎、高血壓、糖尿病等慢性病的人，
常怕運動增加關節負擔，或擔憂心肺功能負荷過重，
該做哪種運動才好？

　　有高血壓的文霖常為了控制血壓傷透腦筋，醫師說：控制血壓的最好方法是運動，於是他開始在下班後到健身房跑跑步機，還做舉啞鈴等鍛鍊肌肉的運動。有天在健身房，他突然滿臉通紅、呼吸困難和胸痛，教練見情況不對，馬上請他停止動作，到旁邊休息。教練得知文霖有高血壓後說：「你有高血壓，要避免鍛鍊肌肉的運動，以免血壓快速升高。」文霖這才曉得自己的運動方式不對。

能持續運動是很好的習慣，尤其對患有慢性的族群，運動更有助於健康，然而，這些人靈活度不比一般人，運動時須特別小心，要視自身的體能狀況而定。另外，運動的強度也因生理情況和外在環境而異，最好透過專業的檢測、或逐量增加以瞭解體能極限。台灣師範大學運動與休閒學院院長張少熙也強調，有疾病者欲從事運動時，最好諮詢專業醫療人員，選擇合適的運動型態與份量。

9大慢性病患的
運動要訣

罹患高血壓、高血糖、高血脂等三高患者，及心臟病、腎臟病、關節炎、氣喘等慢性病患者，運動時要注意什麼？行政院衛生署立雙和醫院復健醫學部主任劉燦宏與中華民國物理治療學會理事長暨國泰醫院復健科物理治療組組長簡文仁都認為，「運動對慢性病患更重要，但要注意安全性與有效性。」適宜的運動頻率是少量多次，以每天運動 30 分鐘而言，可分 3 次，每次 10 分鐘。

不過，因疾病不同，也有其注意事項，劉燦宏醫師、簡文仁治療師與行政院衛生署立桃園醫院物理治療師陳亮仔針對常見慢性疾病，提出以下原則性的建議，但仍需按照個人實際狀況，聽從醫師指示，做最適當的選擇：

■心血管疾病

要避免「閉氣」運動，例如推牆、拔河等，因閉氣運動停止後，會促使血壓突然增加。此外，血脂異常者，運動時要注意補充水分，以免血壓飆高、血管負擔大，也要避免由低處快速站起的動作，因這類動作易使腦部缺血症狀加重，嚴重時會導致缺血性腦中風。高血壓患者，要注意運動時的保暖，避免在冬季清晨溫度偏低時出門運動，血壓較穩定者可以從事慢跑、游泳等較激烈運動，血壓較不穩定者，適合散步等和緩運動。

■糖尿病

運動時要注意血糖的控制，避免空腹運動，或是進行過度激烈的運動，以免導致血糖過低。同時也要注意足部保護，不宜跌倒或造成傷口。另外，注意藥物作用的高峰期，避免將胰島素注射於主要運動部位，以免運動量過大導致胰島素吸收速度過快而產生低血糖。糖尿病患者在運動時最好隨身攜帶糖果、點心，適時補充，若有家人朋友陪伴一同運動更佳。

■腎臟病

多數會併發三高疾病，體能更差。因此不宜競走，建議選擇溫和的運動，例：慢走或伸展體操。

■氣喘

運動時要選擇溫暖且潮濕的空氣，避免在寒冷、乾燥或高濕的環境下運動，假如在冷氣房內運動，可用口罩或圍巾將口鼻包著，以吸入較溫暖的空氣，也要避免以口腔呼吸，盡量以鼻腔做氣體交換，因為由鼻腔吸入的空氣到達支氣管時，空氣溫度已接近體溫。而且，避免突然激烈運動，以免誘發氣喘，建議先足夠熱身。此外，運動時一定要攜帶吸入型藥劑，在哮喘聲發生時立即使用，陳亮伃治療師建議，若氣喘發作頻繁，可於運動前進行預防性投藥。

■骨質疏鬆

運動可提高骨骼血流量、增強骨骼耐受力，並減低骨質流失量，但需避免從事保齡球、仰臥起坐等需要彎腰、彎背和不當用力的運動。陳亮伃治療師提醒，游泳是很好的有氧運動，但骨質疏鬆患者適合以負重運動來強化骨骼，因此不建議游泳。

■椎間盤突出

可藉由運動訓練來減輕疼痛，但要避免向前彎的動作型態。

■頸關節不佳

避免「向後仰」的姿勢，例如蛙式游泳就不適宜。

■關節炎

宜選擇低衝擊性的運動，或藉由水中浮力降低關節壓力，例如游泳。此外，健走、騎腳踏車等和緩運用關節的運動也很適合。

■肥胖

避免增加膝關節的壓力，因此低衝擊性的運動，如游泳、健走、騎腳踏車都很適合。進行上述運動時，初期以增加運動耐力為目標，建議運動強度約控制在最大心跳的 55％到 65％，但運動時間要拉長。通常低強度、長時間的運動，也是促進脂肪代謝最佳的運動方式。

（採訪整理／施沛琳、黃倩茹）

4-4
行動不便者
如何挑對運動？

行動不便，不等於就是運動絕緣體，
只要用對方法、挑對運動，
也能在過程中一點一滴成就自信，
擁有好心情！

　　「超馬媽媽」邱淑容，因參加法國超級馬拉松受傷，引發敗血症而截肢，但熱愛運動的她在裝上義肢後，改練習騎腳踏車，從一開始的跌跌撞撞，到現在每天能來回騎 10 公里，從「超馬媽媽」變成「鐵馬媽媽」，重拾運動帶來的舒暢感！

　　行動不便讓不少肢障者排斥運動，身體機能反而因缺乏活動而逐漸下降，引發各種慢性疾病，導致健康每況愈下，造成惡性循環。其實，只要突破心

理障礙，慢慢嘗試，即使行動不便，仍能找到適合自己的運動，享受運動帶來的好處。

不方便動的部位
可做伸展

有鑒於運動對身體有諸多好處，以及對於維持行動不便者身體機能的重要性，目前已有些身障團體開始推廣輪椅標準舞、輪椅網球等適合肢障者從事的運動。中華民國物理治療學會理事長簡文仁指出，「運動主要目的是強化能動的肢體，不方便動的地方可做伸展。」

假如下半身行動不便，可加強上半身的運動，也就是以手變成腳做手部運動，例如：藉由類似腳踏車的手動機，用手撐起後做伏地挺身、訓練坐姿平衡與軀幹穩定度，也可施作復健核心群運動，像簡單的瑜伽、皮拉提斯等。除非是四肢癱瘓、無法自己運動，才求助於被動運動，像是復健或按摩。

注意運動強度
感覺酸痛即運動過量

署立雙和醫院復健醫學部主任劉燦宏醫師也提醒肢障者，由於肌力不足，

盡量以伸展及有氧運動為主。平均而言，一天運動約半小時。運動時要特別注意「運動強度」，尤其是有脊椎不穩、關節退化問題的肢障朋友，不宜有過強的運動，以免過度使用肌肉，造成肌肉疲勞。

　　至於運動強度，則因人而異，只要隔天感覺痠痛，就表示運動過量。建議先少量運動，再依經驗法則慢慢增加，倘若方便，也可在家人陪同下，到專業機構進行運動測試，瞭解體能情況。

（採訪整理／施沛琳）

Chapter5
改造篇

5-1
工作狂變身慢活家
游乾桂
登山、溯溪，體現人生真價值

知名作家游乾桂，曾任大醫院的駐診心理醫師，
來自各界的出書、演講、節目主持邀約不斷，
讓他名利雙收，卻也拖垮了身體。
一場大病，讓他對人生有了全新的思考，毅然決然反璞歸真，
變身運動愛好份子，成為追尋健康、享受快樂的「生活家」。

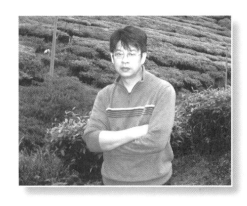

　　清晨 4 點，當世界還甩不開昨日疲憊時，作家游乾桂已悄悄起身，開始他一天的活動。簡單的梳洗、舒展身體後，他端坐書桌前沈思與創作；2 小時過後，他離開書桌，更換行頭，從一位安靜的創作者，變身成運動愛好份子，

在天際透出微光之前，他已經滿身大汗，用汗水迎接嶄新的一天。

這樣的游乾桂，15 年前沒有人預料得到，連他自己也無從料想。當時初在文壇嶄露頭角的游乾桂意氣風發，每天恨不得把睡覺的時間拿來工作賺錢，贏得世界的掌聲，哪有時間運動。沒日沒夜的工作，早上起床沒力、晚上靠著咖啡、濃茶維持清醒，有氣但無力，就是他當時的人生寫照。

賺到全世界
卻一夕間失去一切

游乾桂的身體終於在 37 歲那年發出抗議，爆發肝病危機，也因為生病讓他開始重新思考人生的價值與意義。「仔細想想，台灣教育逼得我們只懂得忙，不懂得運動，因為在思考模式中，不斷被教育『金錢至上』的觀念，我們把錢的位置放得太重，認為要努力賺錢才能有房子、車子及一切。」游乾桂剖析，如果金錢與時間、健康、快樂等無形資產是敵對的，賺到了錢，卻沒有時間花、失去健康與快樂，那麼，我們為什麼還要繼續追逐？

「可以用，叫做錢，不能用，叫做紙，放在銀行的是數字。」游乾桂在書裡寫著，許多人賺了一輩子的錢，卻只得來不能花用的紙，也就是說，金錢最美麗的意義——兌換美好的生活，不見了！因為沒有時間、沒有健康，如何把金錢的真實意義兌換出來？於是他決定要把 1 千元用出 1 萬元的價值，

因為那才是他所關切的，人生的真實價值。

　　這個觀念促使他開始運動，「因為健康＋快樂＋時間＋美好生活＋夠用即可的錢，才是我要追求的人生。」游乾桂毅然決然辭去工作，開始單靠演講與寫作收入維生，過著簡單又自由的日子，「過去為了賺錢，生活中只有工作；現在是工作與休閒並行，即使去國外演講，也會多待幾天走走逛逛。」

改變的是健康
又不只是健康

　　每天早上，游乾桂固定與一群朋友打羽球，每週與另一群朋友爬山、溯溪，每年夏季去浮潛、冬季泡野溪溫泉，雖然所得少了一大半又不穩定，但是規律的運動生活，不但讓他拾回健康、結交到各式各樣的好朋友，更舒展

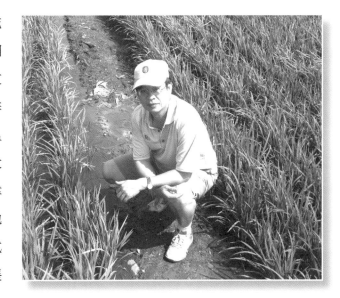

身心靈，得到過去無法想像的快樂。

「事實上，運動帶給我最明顯的改變，就是工作效率。」游乾桂認為，工作其實非常需要體力，否則事半功倍；而經過長期運動、流汗、接觸大自然後，他發現除了體力變好，寫作上也變得文思泉湧。「以大自然為師，不但讓身心得以沈澱、壓力釋放，而且思路變得更清晰。」所以早晨寫作時，游乾桂幾乎不用任何準備，信手拈來就是文章，寫出有品質的作品。

「以前工作非常容易累，但效果不彰；現在我只需要用 1/3 的時間，就能創造過去 3 倍的工作品質。」因為品質與效能提高了，省下的時間，讓游乾桂可以盡情投入大量閱讀中，使寫作資料與素材大幅增加，引證譬喻皆能左右逢源，「這就是一個正面的循環」。

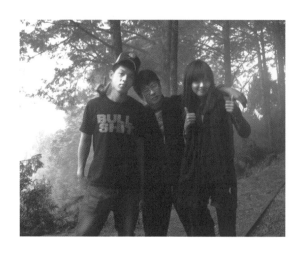

運動也讓他的生活質量變得更好，因為工作時間彈性，游乾桂養成了只要沒有工作，背包一揹隨時都能出發的習慣，那怕只是去附近郊山走走都好；生活也變得更有彈性，沒事小書局一窩，3 小時總跑不掉，還培養了逛跳蚤市場、民藝精品店的習慣，就像生活

的胃口被擴張了，不論做什麼都能津津有味。

踏出第一步
讓運動進入生活

　　「不要還沒開始，就想要透過運動達到什麼目標；要懂得先從一個小小的運動開始，多爬幾層樓、多走幾條街都是運動，但一定要讓運動進入你的生活。」對於計劃開始運動的人，游乾桂給了一個非常實用的建議：「Just do it，就去做吧！」他說，唯有開始了第一步，才會有往後的好幾步。「行動不是 Yes or No 的問題，而是階梯式的，只要向前走一步，就是行動。」

　　游乾桂的人生，從過去以賺錢為主，到現在以健康、快樂的美好生活為主，當觀念改變，看似少了卻擁有更多，而當他願意彎下腰來細細品味生命時，生命對他的回報就是健康，就是快樂。

（採訪整理／姚淑儀、圖片提供／游乾桂）

5-2
聲音魔術師變身曼妙舞者
丹萱
透過舞蹈與調息讓身心放鬆

人一生中,不同年齡階段,運動都扮演著不同的角色。
對於金鐘獎常勝軍丹萱來說,運動恰如其分的刻畫了人生記憶,
不僅身心更健康,更讓她透過運動健身,結識許多好朋友。

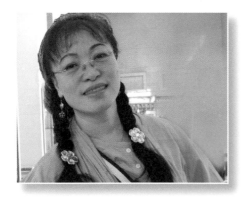

名廣播主持人丹萱的運動史從 20 多歲展開。那時,她一邊唸書、一邊打工,每天疲累不堪,「連睡覺都沒時間了,哪還有時間運動啊?」是她的名言,即使媽媽一天到晚催她早起運動,她總擺脫不了床的誘惑而悶頭大睡;

沒空運動的她形容當時身心狀況為：「沒精神、容易累、動不動就緊張、遇到壓力就不自覺的猛吃……」，但是年輕人對於身心壓抑所產生的生心理反應大多沒有病識感，造成丹萱長達多年進食後就易嘔吐的現象，而且找不出病因。

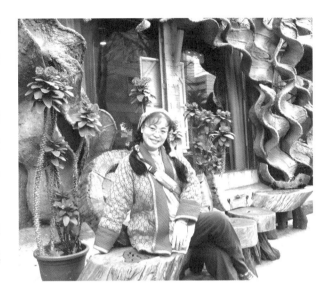

一群粉絲跟著練習
不敢怠慢竟養成運動習慣

　　本來不運動的丹萱，在新竹工作時，去健身房學基礎有氧運動，回台北工作後，三不五時會去校園運動場練習，沒想到有一群媽媽自動在她背後默默跟著練習，只要丹萱出來跳有氧，這10多位婆婆媽媽就會自動聚集跟隨，時間久了，她發現自己原本有一搭沒一搭的運動習慣，竟也能夠影響眾人，於是不敢鬆懈怠慢，開始認真地勤加練習，就這樣被動地養成規律運動的生

活習慣。

在中廣工作期間，辦公室同事發起休息時間集體練習瑜伽，丹萱也在這個時候開始接觸瑜伽，並且持續了近 20 年。婚後因為生產大量失血，不得已中斷了瑜伽練習長達 2～3 年，她形容那是一段整天沒有精神、頭昏腦脹的日子，後來因為受不了自己身材大幅變形，決定繼續練習瑜伽，所有狀況才得以改善。

練瑜伽、敦煌舞
觀察呼吸，培養專注力

瑜伽練了一段時間後，丹萱開始嘗試新的運動——敦煌舞。「和瑜伽一樣，敦煌舞也是強調深度呼吸的運動，與一般激烈運動不同，瑜伽與敦煌舞的運動節奏比較緩慢，但是排汗量卻非常驚人。」更重要的是，這種緩慢的運動方式，可以藉著呼吸調節使人察覺自我身心狀態，例如，壓力來臨時自然會感覺到呼吸變得急促，這時就可以透過調節呼吸，達到舒緩效果。

從瑜伽到敦煌舞，丹萱體會到許多運動的好處，並持續嘗試養生功等新的運動。她覺得運動除了讓身心更加放鬆、體型與體態更為結實之外，專注力也得到大幅提升。「我所從事的運動都強調呼吸，練習者必須觀察自己呼吸的狀況以及氣息運行，所以要很專注，久了以後，更能瞭解自己身心現在

處於什麼狀況。」丹萱認為，許多人身體不舒服，卻說不出哪裡不對勁，無法提供醫生正確資訊而造成誤診，原因就在於對自己的身體沒有清楚的認識。

現在丹萱每天早上梳洗過後，先靜坐 15 分鐘，再花約 2 小時運動，瑜伽、敦煌舞與養生功都是每天必練的項目，有時候早上急著出門，或有其他工作壓力，就更換時間到晚上再練習；一旦事務繁多，持續兩天沒運動拉筋，就會覺得全身充滿生鏽感，且回復到睡不好、容易暴躁的狀態。

有伴
讓運動之路不斷延伸

正經歷更年期的丹萱有失眠的困擾，運動適時減輕了這個痛苦；同時也透過運動與調息，清楚掌握伴隨更年期而來的心情鬱悶感，或一發不可收拾的情緒壓力，並真實面對自己的情緒。「在跳敦煌舞

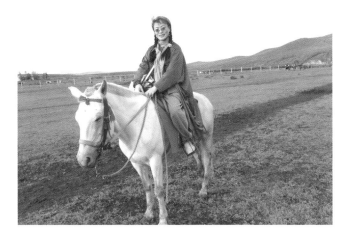

時，我們每個人都扮演仙女，仙女耶！怎麼能亂發脾氣呢？」丹萱輕鬆的提醒自己。

事實上，她也的確在敦煌舞學習過程中，結識了一群「仙女」，這群同伴讓丹萱的運動之路不再形單影隻，充滿分享與鼓勵，讓她樂此不疲。就像年輕時在公園認識的一群婆婆媽媽，中廣辦公室的集體瑜伽，這些陪伴，使枯燥乏味的運動變成了有趣的分享與互動，可以說是讓運動持續的一大祕訣。

丹萱鼓勵沒有運動習慣的人，要給自己一個嘗試運動的機會，只要找到一個適合自己的模式、一些可共同追求的同伴，就有機會持續下去、養成習慣。愛漂亮的她更建議，運動時一定要穿著整齊、不要邋遢，並且走近鏡子，清楚看到自己的狀態，才會接納自己，看到身體需要調整之處，而運動時大膽的走到最前排和老師靠近，也才能得到被糾正的機會。的確，要認識自己才能改變自己，丹萱的運動史也成了改變她的健康旅程。

（採訪整理／姚淑儀、圖片提供／丹萱）

5-3

廣告設計變身環島達人
李紀庭

戀單車，成為孩子麻吉

有人因健康而運動、有人為了紓壓而運動，
不過，對於作家李紀庭來說，運動是為了增進與兒子之間的互動。
動出樂趣後，他不僅定期上廣播推薦親子單車路線，
也參加單車極限挑戰，探索身體的能力。

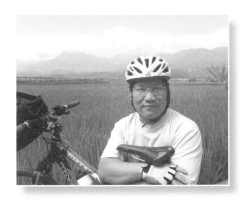

學生時代的李紀庭很會跳繩、打羽毛球，然而，運動量大不等同耐得住當兵的出操，他回憶那時常將運動視為一種苦差事，尤其討厭跑步。投入職場後，李紀庭從事廣告設計業，工作節奏很快、短時間內將人極度壓縮，忙案子

的時候，一天工作達 20 小時，根本不可能養成運動習慣，那時都是靠收工後好好吃頓消夜、泡溫泉來放鬆，舒緩身體疲勞。

重視親子互動 開啟單車生活

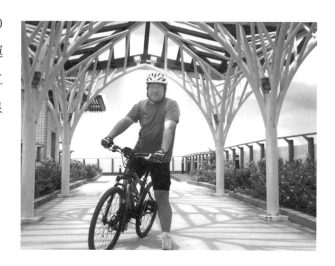

其實李紀庭很早就與單車結緣，20 年前台北市政府剛開始推動自行車道，他就曾做過單車產業的案子，自己也買了一台單車，不過，真正開始認真騎單車，主要的動力來自兒子。重視親子相處的他，除了替兒子安排游泳、騎車的活動，自己也跟著積極參與，2006 年父子倆共同討論出單車環島的暑假計畫，這趟旅程也讓李紀庭有更多不同以往的探索。

由於環島時一天要騎 100 公里，出發前李紀庭逐步鍛鍊自己的體力，他形容身體新陳代謝彷彿重新開啟、筋骨也都打開了。2006 至 2007 年間，他分別花 13 天、18 天完成兩趟環島之行，由於環島對體力訓練的強度很夠，因此他也嘗試去探索自己的身體能力，爾後陸續參加了 200、300、400 公里的單車極限挑戰賽。

騎單車漫遊
看得更深更遠

　　「單車不只是運動，更是一個可以把人帶到遠處的工具。」李紀庭形容，開車看風景像是影片快轉，騎單車看到的風景才讓人有記憶點，比走路可到更遠的地方，而且是深入當地環境。他表示一般觀光客開車到一個地方去吃小吃，可能感覺不那麼好吃，可是騎單車時覺得特別好吃，因為看到當地獨特的人文地貌，加上活動量較大，他指著自己的大肚腩說：「我騎到哪、吃到哪！」

　　騎單車也讓李紀庭建立不同的價值觀，他說以前多以台北觀點看天下，

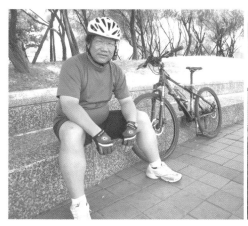
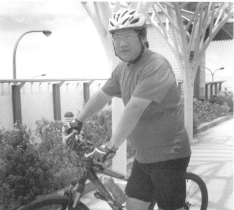

認為經濟開發最重要，但當自己騎著單車到中部火力發電廠周遭，看到一大片土地都無法耕種，不遠處又有國光石化預定地要興建時，不禁開始反思經濟發展的必要性；看到阿朗壹古道可能因興建環島公路而被破壞，實際走一遭發現根本沒有這麼強的交通需求，他也會覺得若開路只是方便大卡車運送核廢料，值得犧牲生態美景嗎？

那一次的環島之行，讓李紀庭對騎單車有了興趣，他將過程寫書出版，推崇親子環島是最好的教養工具，一年多來也應邀上廣播介紹適合親子騎車的路線，三不五時還有朋友請他帶隊騎車去某個地方。

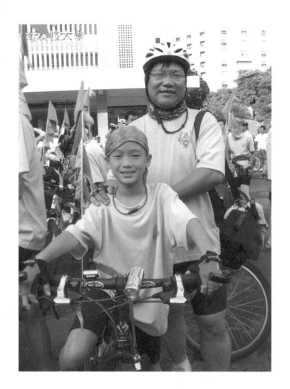

運動當樂趣
消除疲勞面對壓力

李紀庭認為，不論工作、運動還是其他任何事情，人都可以自己選擇要放多少比重，以他為

例，騎單車不是為了減肥，而是一種生活樂趣，所以他不會規定自己每天一定要騎多久，但是跟孩子一起享受單車趣，是他認為重要的事，這時就會調整工作來配合孩子的時間。

許多人把運動當做紓壓，李紀庭提醒觀念要清楚，並非運動本身就可讓壓力完全消除，解決壓力的根本做法是面對它，比如完成工作心情才可能真正放鬆，但是運動的確可以幫助身體伸展，除了消除筋骨上的疲勞，也讓人有不同元素調配時間，畢竟長時間持續做同一件事情，也會造成心理壓力。

「要運動、就多到戶外去動吧！」李紀庭認為運動必須與環境融合，才能夠有強度的運動效果，同時讓心境豁然開朗。對於現代人習慣到健身房運動，他覺得很可惜，尤其騎單車可看到台灣很多很美的風景，那是在室內看電視踩踏腳踏車所遠不及的。

（採訪整理、攝影／張雅雯、圖片提供／李紀庭）

5-4

運動逃兵變身陽光女孩
徐雅慧
用跑步遠離憂鬱幽谷

今年平鎮高中的畢業典禮上，有段感人的分享，
來自「熱愛生命特別獎」得主徐雅慧，
她述說曾因罹患憂鬱症而封閉自己，
開始跑步運動後，才找回失去的熱情與笑容，
順利畢業的她用清亮的語氣大聲說：「我現在健康又快樂！」

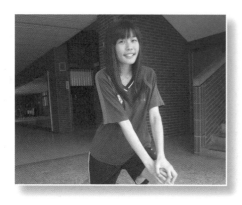

長得白白淨淨的徐雅慧，如同多數
女孩子，從小是運動絕緣體，她回憶說：
「體育課都在樹下過。」以前遇到不如
意的事，不是壓抑、就是用哭來調適，
原本不認為會有什麼天塌下來的挫折，
然而，一向功課名列前茅的她，高一時

因自我要求太高，曾經連續 K 書 20 小時未闔眼，但結果不盡理想，鑽牛角尖的想法讓她臉上的笑容少了，甚至憂鬱症也悄悄找上門。

命中注定的相遇讓低潮的她
再次感受自己有開心的能力

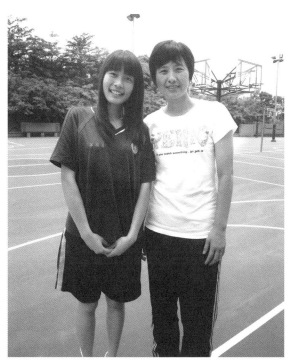

體育老師朱彩鳳是徐雅慧生命中的貴人，讓徐雅慧得以因運動找回健康與自信。

徐雅慧在不堪負荷下決定休學一年，然而，復學後狀況反而每況愈下，她依然無法全神貫注做任何事情，課堂上永遠在睡覺、考試時無心看題目，導致成績一落千丈。此外，同學換了一批，當她自我介紹提到患有憂鬱症，負面想法讓她感覺同學都很怕她，因而更加疏離人群，就連走路都頭低低的、永遠走在角落邊。

直到去年三月，徐雅慧

遇到生命中的貴人——體育老師朱彩鳳，她笑說：「這個相遇是註定的吧！」以往體育課都被安排公假到輔導室的她，那次卻莫名出現在體育課堂，照例窩在樹下而被朱老師注意到，一句溫暖的關懷讓她淚水決堤，朱老師聽到她認為自己一無是處、甚至有不想活的念頭，於是主動帶她去接觸快樂的事情，一開始去看棒球賽跟著歡呼，接著鼓勵她嘗試跑步。

剛開始，徐雅慧連一圈 400 公尺都跑不完，但朱老師持續要求她，甚至讓校隊選手陪著、從後面推著她完成既定目標。她買了生平第一雙運動鞋，在進階式的訓練下漸漸突破體能的極限，現在可以一次跑 6 圈，甚至在女生體適能檢測的項目，標準規定 5 分鐘內要跑完 800 公尺，她僅需 1 分 18 秒即可跑完；去年底首度參加全校運動會跑步比賽，也得到第三名佳績。

接觸跑步後才發現
運動真的可以讓人正向思考

徐雅慧表示，接觸跑步之後才發現，運動真的可以讓人正向思考。當然很重要的轉化劑來自曾是女籃國手的朱彩鳳老師，尤其徐雅慧以往的想法太偏執，認為努力一定要看到成果、否則就會自我否定，因此一開始當然也有拒絕運動的念頭，但朱老師不說教，而是採用球場上的真實故事讓徐雅慧心服口服，願意開啟心扉接受跑步、拉筋等訓練。沒想到從來不運動的她，生

病後再度得到獎狀的肯定，竟然是來自運動場。

　　跑步彷彿讓徐雅慧打通了任督二脈，原本吃抗憂鬱藥物後變胖，跑步後總共瘦了 11 公斤，讓她對自己增添了自信，身體線條也改變了，現在走路能夠抬頭挺胸、不再畏畏縮縮；運動也讓她體力進步、腦部較能維持清醒，開始嘗試聽課，原本底子就不錯的她，一口氣從全校六百多名進步到兩百多名。

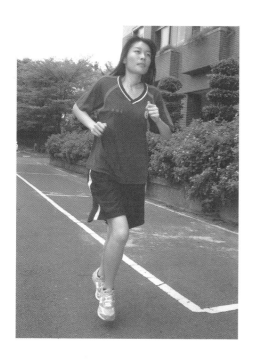
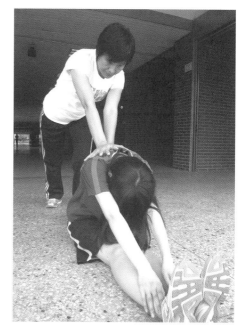

雖然是徐雅慧主動找朱老師報到，但看在同學眼中，會覺得老師一絲不苟的體能訓練好像在「虐待」她，不過，隨著徐雅慧如同變了一個人似的，同學逐漸改觀。她笑說：「同學覺得好神奇，問我跑步會變聰明嗎？」甚至有人開始跟著她一起跑，人際關係也逐漸加溫。

運動改善憂鬱情緒
重拾優異成績

如果沒有明說，根本看不出雅慧曾經罹患嚴重的憂鬱症，她說以前吃藥都看不到效果，一氣之下任性停藥，結果狀況糟到不想活。朱老師常唸她不該自行停藥，卻也因那次的情緒爆發，讓朱老師有機會伸出援手拉住她，找到更適合她的控制疾病方法——運動。看到徐雅慧運動後變得「這麼棒」，朱彩鳳老師也感到欣慰。徐雅慧現已甄試上交通大學外文系，她還利用開學前的暑假，去百貨公司打工，體力好到連站 9 小時都不累。

找回健康，更多了自信
鼓勵大家一同跑步去

接觸跑步一年多，畢業前徐雅慧維持每天跑 5 圈操場的習慣，現在一週

仍至少跑 4 次，即使腿再痠、設定的圈數就要達成，「因為運動對我有幫助，所以我去做！」在朱老師鼓勵下，她期許自己未來持續跑步，培養成終生的運動習慣。

「以前我會自怨自艾，為什麼是我生病？」徐雅慧說，現在的她念頭改變了，這場病讓她生命歷程有了轉變，從運動場的逃兵變成他人眼中的陽光女孩，運動不只讓她找回健康，也給她更多抗壓的自信，她想告訴那些排斥運動的人：「走吧，讓我們跑步去！」

（採訪整理、攝影／張雅雯）

5-5

旺報總主筆
戎撫天
慢跑沈澱思緒，正向面對難關

銀髮頑童戎撫天，總是在跑步時做出許多人生的重大決定。
他發現，跑步產生的腦內啡能幫忙釋放壓力，
讓他面對人生關卡時，能思緒清明，正向地做出正確決策。

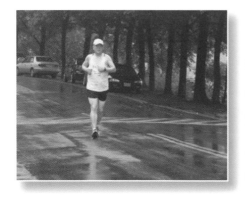

很多國人的休閒運動是跑步，因為這個運動不需要刻意成群結伴，只要有心，一個人就能完成。360D才庫人力資源顧問公司曾做過調查發現，59%的上班族會在下班後安排運動，其中「跑步」為最多上班族最常從事的運動。

作家、棋王
也靠跑步來紓壓

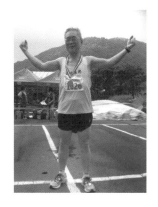

　　知名作家侯文詠，曾在接受媒體訪問時說，當他寫作寫到疲累，就會去跑步紓壓，甚至把看似單調乏味的跑步運動，轉化成興味盎然的生活習慣。他還會在陌生的道路上，跟隨身體的行進節奏，去記憶當時的氣味、風景與路過的每一張臉孔。某一個月夜，在長江三峽遊艇上繞圈慢跑，是他最難忘的體驗。

　　棋王周俊勳曾因臉上的胎記讓他被排擠、不想上學，他藉由跑步來減壓，有時一跑就跑 70 圈操場。他回憶小時候，父親為了讓他擁有充沛體能迎戰圍棋比賽而要求他跑步，沒想到這一跑，竟讓周俊勳跑出興趣。

　　資深媒體人戎撫天，也是《跑馬拉松其實很簡單》一書作者，長期在聯合報專欄鼓吹全民跑步，甚至在一次訪問中說，「跑步比做愛還要快樂！」雖然這句話讓很多讀者聽得臉紅心跳，不過，倒也可以感受到他多麼讚許跑步帶來的快樂！

一跑就是 30 年
跑步讓思慮清明，決策更正確

　　戎撫天從 30 歲左右開始跑步，回首 30 年前的動機，他說，當時只是純粹想要運動健身。因為媒體工作壓力大、時間被分割得零碎，跑步是最不需要器材、完整時間的運動。

　　跑步帶給戎撫天許多難忘的回憶，多年來，他總是在跑步時做出許多人生的重大決定，不管是家庭、事業或是其他要事。戎撫天說，「跑步讓他思慮清明，而且更能正向看待事務」。所有思緒彷彿藉由跑步像塵埃般慢慢沉澱下來，跑步的過程，他能透過與自己對話，找出重大決定。如今回頭看，他認為跑步時做出的決策都是正確的。

　　跑步除了讓戎撫天思緒清楚，做出正確決定，也是他重要的紓壓方式。「40 歲後，我開始感受到中年危機，幾乎每 5 年就要做出一個重大決定。跑步讓我面臨問題、抉擇時，可以釋放壓力，我相信這是因為跑步，讓我釋放出腦內啡，讓我即使面對人生關卡，心中有事，卻能在跑步後愉快地面對。」

跑步帶來的快樂
媲美做愛

　　戒撫天在報紙專欄或是部落格上，多次提倡跑步帶來的愉悅感。「腦內啡會讓人心情愉快，而且比較能正向思考，這也是我一再提倡跑步的好處！」。

　　有次戒撫天接受媒體訪問，報導的標題大大寫著「跑步比做愛還快樂」，當時很多朋友都用這個話題來和他開玩笑，但是，30年下來，跑步帶給他的快樂，真是媲美做愛，雖然雜誌標題下得聳動，但戒撫天說，如果能讓多一點人體會到跑步的好處，他認為那篇文章很值得！

　　很多人請教戒撫天何時跑步最適當？他直言，跑步時間因人而異，像他偏好大清早跑步，夏天早上天還矇矇亮，大概5點半就帶著愛犬「228」一起跑步；冬天則延後半小時，約是上午6點開始跑步，一跑就跑上40分鐘。總之，挑自己喜歡的時間跑步最是享受。

狗女兒「228」
戒撫天最佳跑友

　　瀏覽過戒撫天部落格的讀者一定對他的狗女兒228不陌生。這隻黑色土

狗幾乎每天陪著慢跑運動。也因此，和戎撫天一樣，是個跑步好手。不過，228 顯然沒有戎撫天有毅力，常常鬧罷工，戎撫天堅持，就算沒有狗女兒相伴，跑步仍是每天的例行公事，依舊不間斷。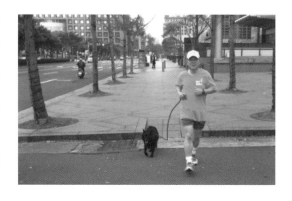

　　跑步讓戎撫天思緒清明，運動產出的腦內啡能幫他釋放壓力，樂觀正面地看待事物，這幾年多了狗女兒 228 的陪伴，跑步也成了戎撫天愉快的親子互動時間！

（採訪整理／吳宜宣、圖片提供／戎撫天）

戎撫天給跑步初學者的貼心叮嚀

如果想要開始跑步紓壓，戎撫天提醒大家注意：

1. **不找理由不運動：**跑步時天候不是問題，除非有打雷，跑步會危險，否則下點毛毛雨，有時跑起步來更涼爽！

2. **選雙好鞋：**跑步需要一雙好鞋保護雙足。

3. **不需揹水壺增加跑步負擔：**但是如果要跑上 10 公里，最好跑前先喝水，同時，跑步完可以取得水喝。

4. **剛開始跑步，請循序漸進：**建議初學者先從住家附近的學校操場開始跑起，最好是找一圈 400 公尺的跑道跑。如果把距離拉長到 400 公尺，相較於 200 公尺的跑道，比較不會一直要轉彎、繞圈，腿部壓力較小。

5. **穿插走跑：**視體力狀況，可先跑 1 圈，走 1 圈，再來跑 2 圈，走 1 圈。

6. **戴帽子遮陽：**如果怕曬，可戴帽子遮陽同時保護眼睛。

7. **跑完要做延展運動：**跑步會讓肌肉緊繃，因此跑完要做延展運動，讓肌肉恢復柔軟，以避免運動傷害。

戒撫天的跑步套餐
讓他體能比實際年輕 20 歲

A 套餐：沿著住家附近信義計畫區的馬路跑，再稍微跑一
小段臺北市立聯合醫院松德院區附近的山路坡道。信義
計畫區有些路段禁止行車，又有樹木，跑個 40 分鐘非
常舒服。

　估計路程：5 公里，時間：40 分鐘。

B 套餐：將 A 套餐重複 2 次。

C 套餐：跑內湖國防醫學院旁的山路坡道，此路段特別適
合練體力。

　估計路程：20 公里，時間：2 小時 45 分鐘。

星期一休息 1 天，星期二到五，則是 A 套餐跑個 2 ～ 3 次，
B 套餐跑個 2 ～ 3 次，星期天則跑 C 套餐。長年跑步，戒
撫天高興地分享，健康檢查時，醫師說他的體力約是實際
年齡減 20 歲！

5-6

「八方新氣」創意總監
王俠軍
爬山啟動創意與靈感的法門

19 世紀的哲學家康德每天都會從住家一路散步到實驗室，
一邊走路，一邊思考的過程，成了他心靈最敏銳的時刻。
而對把台灣玻璃創作與瓷器藝術推上國際舞台的王俠軍來說，
每天晨起爬山，更是他源源不絕創作靈感的催化劑。

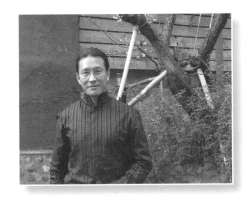

　　每每在精品、藝廊看到華人知名
水晶玻璃、瓷器藝術家王俠軍的作品，
總讓人感覺到一種平靜、愉悅、純淨的
美，讓人不禁好奇，究竟是怎樣的心
境，讓這位藝術家的創意如泉湧般充滿
生氣、活力與力量？

山的開闊不造次
每天都讓人煥然一新

「每天清晨的走山,就像是啟動創意、靈感與心的法門」!八方新氣創意總監王俠軍提到西藏人「走山」的說法是指繞聖山為自己祈福,對他來說,爬山就有如西藏人走山的概念。

談到何時養成爬山的習慣,王俠軍笑說:「搬到北投山上的住所才開始爬山,每天清晨 6 點出門,就像到家裡的後花園一樣,來回 1 個半小時腳程,從一開始的斜坡,一步步往上爬,慢慢進入狀況,到了流汗階段,整個人就自在了」。

儘管爬山的過程,每一步都是在付出體力,但是山的安定與開闊意象,卻是吸引王俠軍每天持續不間斷運動的原因。「山的穩定、不造次與包容大度隱含一股凝聚的力量,傳達天地之間『氣』的自信、豪氣與霸氣,每天看的心情不一樣,氣奇妙的轉變,角度也跟著煥然一新」。

遠觀平日的紛擾激情
靈感創意湧現

「現在每天最期待的事,就是爬到山頂大口呼吸滿腔的清新與清涼感」!

王俠軍給爬山初學者的貼心叮嚀

有高血壓、心血管、關節退化等問題者,爬山前最好確認身體狀況是否合適(特別是老年人)。多喝水,爬山前熱身運動不能少。下山時腳掌著地不要快。爬山的高度和時間應評估自己的體力和平日運動狀況。

王俠軍愉快地說道:「山上有個小缺口,可以看到台北市,遠觀平日生活紛擾激情的都市,一方面覺得人很渺小,一方面客觀超然的態勢,也讓人跳脫原來的生活空間,換個心情、換個視野,主客觀的易位,正是啟發創作靈感與美感體驗的最佳妙方」!

「因為創作本身就是一種 idea 執行上的衝撞和勇於探險的觀念,就像爬山,還沒爬上去,就是一個未竟之地,陌生的場域」。說到工藝創作過程,王俠軍開始滔滔不絕分享美好經驗。

八方新氣白瓷藝術品中許多設計是在爬山中靈感乍現、信手拈來的成果,例如「祥龍獻瑞」造型像山倒過來,塵囂雜亂突然變得安靜下來,有種對比的張力。另一件作品「水平」傳達山的純淨、與不被污染的感覺。剛完成的新作「滿庭芳」是蓋杯,把手窗花造型像山的層巒疊嶂。至於「春暖花開」這作品,傳達的是春天花朵在山上盛開的愉悅氣息。然而,最讓王俠軍嚮往的情景還是「爬到山頂,坐下來喝一口茶的悠然」!

爬山時心境須調到同一頻道
才能享受真正的快樂

習慣每天一早到山上看看走走，王俠軍開玩笑說道：「現在早上起來如果沒爬山、動一動，反而感覺身體的發電機還沒 warm up（暖身）」。然而，王俠軍也不諱言有一陣子感覺爬山有壓力，後來才發現是自己把時間訂得太死，緊張和壓力讓原本愉快的事變成負擔，所以王俠軍提醒：運動時的心境很重要，心情和運動須調到同個頻道上，才能真正享受爬山的快樂。

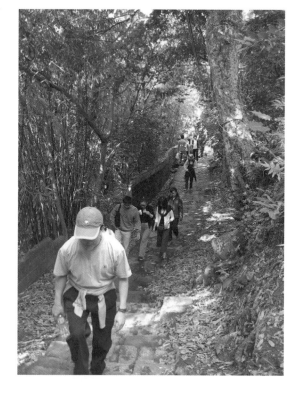

身為藝術工作者，王俠軍直言：「年輕時需要運動，中年則更需要體力來支撐很多事情，好的精神狀態需要好的生理狀態、好的心情狀態，才能承擔工藝上、創作上的挑戰」。

改善關節功能
預防骨鬆

　　爬山除了是創意靈感的催化劑，森林中富含的芬多精更獲得證實對中樞神經系統有助益。2009 年中興大學森林系教授歷經 4 年研究，發現芬多精的類成分「檸檬烯」，可以舒緩焦慮、安定睡眠，還有止痛效果，研究並顯示，不同的林相芬多精也不相同，例如針葉林是「檸檬烯」，闊葉林是「芳樟醇」，其成分都具有讓人安定的效果。

　　另有報導指出，爬山能使肌肉獲得比平常高出 10 倍的氧氣，加速新陳代謝、消耗脂肪，幫助體內有害物質排出。爬山還有助於改善關節功能，增加骨骼中礦物質含量，預防骨質疏鬆症，是一項很好的有氧運動。

自然壯麗之下
別忘了量力而為

　　提到爬山難忘的經驗，王俠軍提醒，山的美讓人折服，但是山的力量卻不容忽視。王俠軍以自己為例，有一次東森電視台準備拍攝水晶玻璃大型藝術品「風光」系列的創作紀錄片，「當時拍攝團隊和我，一群人浩浩蕩蕩到玉山取景，壯麗風景讓人忘記海拔的高度，總覺得自己是健步如飛一路往上爬，等到大夥準備下山時，突然覺得寸步難行、呼吸急喘，這才發現高山症

發作。」因此王俠軍呼籲，爬山前還是得先了解環境，視體能狀況量力而為，這樣才能輕鬆欣賞，並達到鍛鍊的目的。

　　台灣各大城市的市郊逐步規劃許多平易近人的森林林蔭步道，讓民眾輕而易舉可享受爬山登高的樂趣。出發前，除了愉快的心情，別忘了評估個人的身體狀況、循序漸進、量力而為，就算是專業登山好手，登山前的體能訓練也千萬別偷懶。

（採訪整理／楊慧美、圖片提供／王俠軍）

王俠軍洗滌心靈的爬山妙方

路線：選擇離家近一點、樹蔭多一點、心情輕鬆一點的路線，身體吸收的能量比較多。

裝備：一雙好走防滑的鞋，一瓶好水，無事一身輕的好心情。

附錄一
近五年運動與壓力相關性之研究論文

	研究者（年代）	論文篇名
1	林雨軒（2010）	桃園縣國小教師工作壓力與休閒運動參與之相關研究
2	林子瑤（2010）	老年人規律運動習慣、社會支持對齊壓力感與幸福感之影響
3	李美慧（2008）	臨床護理人員工作壓力與運動心理因素之關係探討
4	陳蘭芝（2010）	瑜伽運動中年婦女體適能疲勞程度與生活壓力之研究
5	吳合進（2009）	台南市高中職教師運動行為與疲勞程度及生活壓力研究
6	林啟榮（2009）	屏東縣社區健康照顧人員工作壓力與休閒運動參與之研究
7	陳姝妤（2010）	桃園縣國民中學教師運動參與行為、工作壓力與生活品質之研究
8	鄭玉凌（2010）	桃園縣國小教師運動行為對工作壓力、身心狀況之研究
9	陳彥夫（2009）	探討運動參與程度對壓力、身體自我概念以及社會體型焦慮之影響
10	張健群（2009）	國中教師工作壓力、休閒運動參與與身心健康之研究
11	俞錫堅（2008）	海軍某修護工廠成員休閒運動參與行為與與工作壓力、身心健康之相關研究
12	黎萬錩（2008）	企業員工休閒運動參與對工作壓力與職業倦怠之研究
13	盧雅萍（2006）	高雄市國洗級任教師運動參與行為、工作壓力與身心健康之研究
14	姜凱文（2007）	休閒運動參與與工作壓力、生活品質之研究－以北部地區後備指揮部軍官為例
15	馮意雄（2006）	工作壓力與休閒運動參與之研究－以台北縣兼職行政教師為例
16	陳嘉慧（2006）	壓力、休閒調適與健康關係之研究－以護理人員為對象
17	林佑真、溫啟邦、衛沛文（2007）	台灣地區成年人之休閒運動行為與健康行為、健康狀況、健康相關生活品質之關係探討

運動紓壓心情好

文／葉雅馨（董氏基金會心理衛生組主任暨大家健康雜誌總編輯）

　　憂鬱症似乎是一個無法說出口的疾病，10多年前，民眾對它的認知有限。從當時我們大型的調查結果顯示，僅有三成的民眾能分辨憂鬱情緒與憂鬱症，到了2007年，提升到五成四。現今台灣民眾對憂鬱症的認識已有大幅提升，知道一些症狀的預防與如何就醫。政府部門也積極投入資源關注憂鬱症的議題及各種宣導教育。

　　雖然如此，憂鬱情緒需專業協助的人數仍龐大，董氏基金會連續幾年的調查發現，每5個國高中生就有1人明顯憂鬱情緒，推估全台五都的學生有18萬人。大學生每4個人有1人，推估全台亦約有30萬人。如果一一著手於民眾治療憂鬱症，恐要花費更多的人力、物力。站在預防及保健的觀點，民眾如能找到一些方法、由自己體內產生，或養成一個好習慣，度過憂鬱情緒的困擾，應是根本之效，而運動紓壓可說是首選。

　　運動會產生與情緒有關的3種激素。第一個是多巴胺，它能讓心情愉悅

並產生幸福感；第二個是正腎上腺素，它能夠提升注意力、警覺心，當緊急需要應變時，能夠產生很大能量來面對突發狀況。第三個是血清素，它其實是抗憂鬱劑的成分之一，能提升記憶、學習，讓人感到快樂。當運動時，神經傳導物質的分泌就會影響人的心情與認知，所以 2009 年來，我們推廣「運動紓解壓力」，民眾若想改變自己的心情，從運動做起準沒錯。

　　國內外許多研究的確發現，運動能有效幫助人們提升正面情緒，緩解憂鬱症狀。2009 年，我們以大台北、大高雄地區民眾為對象進行調查也發現，運動的人較不憂鬱，過去一個月內有運動比無運動的受訪者，有憂鬱情緒的比例較低；有明顯憂鬱情緒需求助專業的比例，無運動習慣者較有運動習慣者為高。

　　我們一開始先將「運動紓壓」的觀念，從兒童、青少年開始推廣做起，進而影響學生家長，讓他們了解情緒、身體健康與運動的關連性及運動紓壓的重要性。於是 2010 年 3 月，與各級學校及贊助企業單位合作，舉辦「樂動小將養成計畫」。進行「樂動小將」計畫的同時，也展開了一連串的各界領導人、社會大眾喜愛的藝人、運動選手的運動紓壓經驗及故事分享的採訪，並錄製成影片在網上播放；也成立了「運動紓壓」網站，收錄這些報導的連結及不少運動紓壓相關的訊息，讓民眾了解。

　　2012 年，將許多運動紓壓的觀念、理論、方法重新整理集結，編成這本——《大腦喜歡你運動》。書的第一章著重在改變觀念，說明「非動不可

的好處」、「運動戰勝壓力的方法」等，從運動的原理，清楚簡單的告訴你，運動分泌腦內啡，提升體適能的關鍵。第二章教你打造適合自己的運動計畫，提供運動時必需要有的常識，包括如何避免運動傷害，及如何配合飲食等。第三章提供多種輕鬆上手的運動，包括簡單在家就可做的紓壓操、隨時就能做的手指運動等。第四章建議選擇適合自己的運動，包括每個族群及年齡層，我們都各有推薦。第五章報導人物，分享運動抗壓的心得，及如何透過運動改變自己等。

從這本書的封面，也可以看到我們在推廣運動紓壓活動的精彩片段。很感謝多位名人為我們每一階段的活動代言，也特別感謝導演鈕承澤、作家九把刀、跆拳國手楊淑君、導演葉天倫、演員劉品言、歌手吳克群、藝人陳漢典、王傳一、曾國城、米可白等名人，分享參與的活動照，為本書增色。

也特別感謝王品集團董事長戴勝益、維他露董事長邵瑋霖、陽明海運董事長盧峯海、崇越電通榮譽董事長王純健、美吾華懷特生技集團董事長李成家、華國飯店總經理廖裕輝、和泰興業董事長蘇一仲、康軒文教集團董事長李萬吉、和成集團總裁邱俊榮、台灣汽車冷氣公司總裁游倫輔、太古集團標達國際汽車台灣分公司總裁黃齊力、勤業眾信財務諮詢顧問總經理陳威宇、好市多台灣區總經理張嗣漢等企業領導人聯名為本書推薦，並分享自身的運動經。

悅讀心靈系列

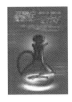

憂鬱症一定會好

定價／220元　作者／稅所弘
譯者／林顯宗

憂鬱症是未來社會很普遍的心理疾病，但國人對此疾病的認知有限，因此常常錯過或誤解治療的效果。其實只要接受適當治療，憂鬱症可完全治癒。本書作者根據身心合一的理論，提出四大克服憂鬱症的方式。透過本書的介紹、說明，「憂鬱症會不會好」將不再是疑問！

不再憂鬱─從改變想法開始

定價／250元　作者／大野裕
譯者／林顯宗

被憂鬱纏繞時，是否只看見無色彩的世界？做不了任何事，覺得沒有存在的價值？讓自己不再憂鬱，找回活力生活，是可以選擇的！本書詳載如何以行動來改變觀點與思考，使見解符合客觀事實，不被憂鬱影響。努力自我實踐就會了解，改變一原來並不困難！

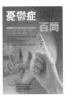

憂鬱症百問

定價／180元　作者／董氏基金會心理健康促進諮詢委員（胡維恆、黃國彥、林顯宗、游文治、林家興、張本聖、林亮吟、吳佑佑、詹佳真）

憂鬱症與愛滋、癌症並列為廿一世紀三大疾病，許多人卻對它懷有恐懼、甚至感覺陌生，心中有很多疑問，不知道怎麼找答案。《憂鬱症百問》中蒐集了一百題憂鬱症的相關問題，由董氏基金會心理健康促進諮詢委員審核回答。書中提供的豐富資訊，將幫助每個對憂鬱情緒或憂鬱症有困擾的人，徹底解開心結，坦然看待憂鬱症！

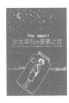

少女翠兒的憂鬱之旅

定價／300
作者／Tracy Thompson
譯者／周昌葉

「它不是一個精神病患的自傳，而是我活過來的歲月記錄。」誠如作者翠西湯普森（本書稱為翠兒）所言，她是一位罹患憂鬱症的華盛頓郵報記者，以一個媒體人的客觀觀點，重新定位這個疾病與經歷─「經過這些歲月的今天，我覺得『猛獸』和我，或許已是人生中的夥伴」。文中，鮮活地描述她如何面對愛情、家庭、家中的孩子、失戀及這當中如影隨形的憂鬱症。

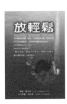

放輕鬆

定價／230元　策劃／詹佳真
協同策劃／林家興

忙碌緊張的生活型態下，現代人往往都忘了放輕鬆的真正感覺，也不知道在重重壓力下，怎麼讓自己達到放鬆的境界。《放輕鬆》有聲書提供文字及有音樂背景引導之CD，介紹腹式呼吸、漸進式放鬆及想像式放鬆等放鬆方法，每個人每天只要花一點點時間練習，就可以坦然處理壓力反應、體會真正的放鬆！

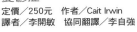

征服心中的野獸─我與憂鬱症

定價／250元　作者／Cait Irwin
譯者／李開敏　協同翻譯／李自強

本書作者凱特‧愛爾溫13歲時開始和憂鬱症糾纏，甚至到無法招架和考慮自殺的地步。幸好她把自己的狀況告訴母親，並住進醫院。之後凱特開始用充滿創意的圖文日記，準確地記述她的憂鬱症病史，她分享了：如何開始和憂鬱症作戰，住院、尋求治療、找到合適的藥，終於爬出死蔭幽谷，找回健康。對仍在憂鬱症裡沉浮不定的朋友，這本充滿能量的書，分享了一個的重要訊息：痛苦終有出口！

悅讀心靈系列

說是憂鬱，太輕鬆

定價／200元　作者／蔡香蘋
心理分析／林家興

憂鬱症，將個體生理、心理、靈性全牽扯在內的疾病，背叛人類趨生避死、離苦求樂的本能。患者總是問：為什麼是我？陪伴者也問：我該怎麼幫助他？本書描述八個憂鬱症康復者的生命經驗，加上完整深刻的心理分析，閱讀中就隨之經歷種種憂鬱的掙扎、失去與獲得。聆聽每個康復者迴盪在心靈深處的聲音，漸漸解開心裡的迷惑。

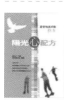

陽光心配方—憂鬱情緒紓解教案教本

工本費／150元　策劃／葉金川
編著／董氏基金會

國內第一本針對憂鬱情緒與憂鬱症推出的教案教本。教本設計的課程以三節課為教學基本單位，課程設計方式以認知活動教學、個案教學、小團體帶領為主要導向，這些教案的執行可以讓青少年瞭解憂鬱情緒對身心的影響，進而關心自己家人與朋友的心理健康，學習懂得適時的覺察與調整自己的情緒，培養紓解壓力的能力。

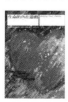

生命的內在遊戲

定價／220元　作者／Gillian Butler；
Tony Hope　譯者／俞筱鈞

情緒低潮是生活不快樂和降低工作效率的主因。本書使用淺顯的文字，以具體的步驟，提供各種心理與生活問題解決的建議。告訴你如何透過心靈管理，處理壞情緒，發展想要的各種關係，自在地過你想過的生活。

傾聽身體的聲音—放輕鬆 (VCD)

定價／320元　策劃／劉美珠
協同策劃／林大豐

人際關係的複雜與日增的壓力，很容易造成我們身體的疼痛及身心失調。本書引導我們回到身體的根本，以身體動作的探索為手段，進行身與心的對話，學習放鬆和加強身心的適應能力。隨著身體的感動與節奏，自在地展現。你會發現，原來可以在身體的一張一弛中，得到靜心與放鬆！放鬆，沒那麼難。

年輕有夢—七年級築夢家

定價／220元　編著／董氏基金會

誰說「七年級生」挫折忍耐度低、沒有夢想、是找不到未來的一群人？到柬埔寨辦一本中文雜誌、成為創意幸福設計師、近乎全聾卻一心想當護士……正是一群「七年級生」的夢想。《年輕有夢》傳達一些青少年的聲音，讓更多年輕朋友們再一次思考未來，激發對生命熱愛的態度。讀者可以從本書重新感受年輕的活力，夢想的多元性！

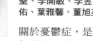

解憂—憂鬱症百問2

定價／160元　編著／董氏基金會
心理健康促進諮詢委員（胡維恆、黃國彥、游文治、林家興、張本聖、李開敏、李昱、徐西森、吳佑佑、葉雅馨、董旭英、詹佳真）

關於憂鬱症，是一知半解？一無所知？還是一堆疑問？《解憂》蒐集了三年來讀者對《憂鬱症百問》的意見、網路的提問及臨床常見問題，可做為一般民眾認識憂鬱症的參考書籍，進而幫助病人或其親人早日恢復笑容。

我們—畫說生命故事四格漫畫選集

定價／180元
編著／董氏基金會

本書集結很多人用各式各樣的四格漫畫，開朗地畫出對自殺、自殺防治這種以往傳統社會很忌諱的看

悅讀心靈系列

法。每篇作品都表現了不一樣的創意。在《我們》裡,可以發現到「自己」,也看到生命的無限可能。

我們─畫說生命故事四格漫畫選集 II
定價／180元
編著／董氏基金會

在人生的十字路口,難免有一點徬徨、有一點懷疑、有一點不知所措,不知道追求什麼?想一下,你或許會發現自己的美好!本書蒐集各式各樣四格漫畫作品,分別以不同的觀點和筆觸表現,表達如何增強自我價值與熱情生活的活力。讀者可透過有趣的漫畫創作形式,學習如何尊重與珍惜生命,而這些作品所傳達出的生命力和樂觀態度,將使讀者們被深深感動。

陪他走過─憂鬱青少年與陪伴者的互動故事
定價／200元　編著／董氏基金會
心理健康促進諮詢委員

憂鬱症,讓青少年失去青春期該有的活潑氣息,哀傷、不快樂、易怒的情緒取代了臉上的笑容,他們身旁的家人、師長、同學總是問:他怎麼了?而我該怎麼陪伴、幫助他?《陪他走過》本書描述十個憂鬱青少年與陪伴者的互動故事,文中鮮活的描述主角與家長、老師共同努力掙脫憂鬱症的經歷,文末並提供懇切與專業的解析與建議。透過閱讀,走入憂鬱患者與陪伴者的心境,將了解陪伴不再是難事。

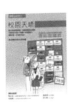

校園天晴─憂鬱症百問3
定價／200元　編著／董氏基金會
心理健康促進諮詢委員

書中除了蒐集網友對憂鬱症的症狀、治療及康復過程中可能遇到的狀況與疑慮之外,特別收錄網路上青少年及大學生最常遇到引發憂鬱情緒的困擾與問題,透過專業人員的解答,提供讀者找到面對困境與挫折的因應方法,也從中了解憂鬱青、少年的樣貌,從旁協助他們走出憂鬱的天空。

心靈即時通
定價／200元　編著／董氏基金會
心理健康促進諮詢委員

書中內容包括憂鬱症狀與治療方法的介紹、提供多元的情緒紓解技巧,以及分享如何陪伴孩子或他人走出情緒低潮。各篇文章篇幅簡短,多先以案例呈現民眾一般會遇到的心理困擾或困境,再提供具體建議分析。讓讀者能更深入認識憂鬱症,從中獲知保持心理健康的相關資訊。

憂鬱和信仰
定價／200元　編著／董氏基金會
心理健康促進諮詢委員

本書一開始的導論,讓你了解憂鬱、宗教信仰與精神醫療的關聯,並收錄六個憂鬱症康復者從生病、就醫治療與尋求宗教信仰協助,繼而找到對人生新的體悟,與心的方向的心路歷程。加上專業的探討與分享、精神科醫師與宗教團體代表的對話,告訴你,如何結合宗教信仰與精神醫療和憂鬱共處。

幸福的模樣─農村志工服務＆侍親故事
定價／200元　策劃／葉金川
編著／董氏基金會

有一群人,在冷漠疏離的社會,在農村燃燒熱情專業地服務鄉親,建立「新互助時代」,有一群人,在「養兒防老」即將變成神話的現代,在農村無怨無悔地侍奉公婆、父母,張羅大家庭細瑣的生活,可曾想過「幸福」是什麼?在這一群人的身上,你可以輕易見到幸福的模樣。

保健生活系列

用對方法，關節不痛
定價／250元
總編輯／葉雅馨

你知道生活中哪些傷害關節的動作要避免？如果關節炎纏身，痠痛就要跟定一輩子？本書教你正確保養關節的祕訣，從觀念、飲食、治療到居家照護的方法，圖文並茂呈現，讓你輕鬆了解關節健康，生活零阻礙！

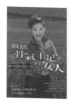

做個骨氣十足的女人—骨質疏鬆全防治
定價／220元　策劃／葉金川
編著／董氏基金會

作者群包括國內各大醫院的醫師，以其對骨質疏鬆症豐富的臨床經驗與醫學研究，期望透過此書的出版，民眾對骨質疏鬆症具有更深入的認識，並將預防的觀念推廣至社會大眾。

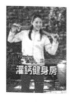

做個骨氣十足的女人—灌鈣健身房
定價／140元　策劃／葉金川
作者／劉復康

依患者體適能狀況及預測骨折傾向量身訂做，根據患者骨質密度及危險因子分成三個類別，訂出運動類型、運動方式、運動強度頻率及每次運動時間，動作步驟有專人示範，易學易懂。

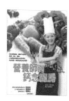

做個骨氣十足的女人—營養師的鈣念廚房
定價／250元　策劃／葉金川
作者／鄭金寶

詳載各道菜餚的烹飪步驟及所需準備的各式食材，並在文中註名此道菜的含鈣量及其他營養價值。讀者可依口味自行安排餐點，讓您吃得健康的同時，又可享受到美味。

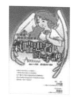

氣喘患者的守護—11位專家與你共同抵禦
定價／260元　策劃／葉金川
審閱／江伯倫

氣喘是可以預防與良好控制的疾病，關鍵在於我們對氣喘的認識多寡，以及日常生活細節的注意與實踐。本書從認識氣喘開始，介紹氣喘的病因、藥物治療與病患的照顧方式，為何老是復發？面臨季節轉換、運動、感染疾病時應有的預防觀念，進一步教導讀者自我照顧與居家、工作的防護原則，強壯呼吸道機能的體能鍛鍊；最後以問答的方式，重整氣喘的各項相關知識，提供氣喘患者具體可行的保健方式。

當更年期遇上青春期
定價／280元　編著／大家健康雜誌　總編輯／葉雅馨

更年期與青春期，有著相對不同的生理變化，兩個世代處於一個屋簷下，不免迸出火花，妳或許會氣孩子不懂妳的心，可是想化解親子代溝，差異卻一直存在……想成為孩子的大朋友？讓孩子聽媽媽的話？想解決更年期惱人身心問題？自在享受更年期，本書告訴妳答案！

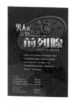

男人的定時炸彈—前列腺
定價／220元　策劃／葉金川
作者／蒲永孝

前列腺是男性獨有的神祕器官，之所以被稱為「男人的定時炸彈」，是因為它平常潛伏在骨盆腔深處。年輕時，一般人感覺不到它的存在；但是年老時，又造成相當比例的男性朋友很大的困擾，甚至因前列腺癌，而奪走其寶貴的生命。本書從病患的角度，具體解釋前列腺發炎、前列腺肥大及前列腺癌的症狀與檢測方式，各項疾病的治療方式、藥物使用及副作用的產生，採圖文並茂的編排，讓讀者能一目了然。

公共衛生系列

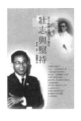

壯志與堅持—許子秋與台灣公共衛生
定價／220元　策劃／葉金川
作者／林靜靜

許子秋，曾任衛生署署長，有人說，他是醫藥衛生界中唯一有資格在死後覆蓋國旗的人。本書詳述他如何為台灣公共衛生界拓荒。

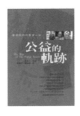

公益的軌跡
定價／260元　策劃／葉金川
作者／張慧中、劉敬姮

記錄董氏基金會創辦人嚴道自大陸到香港、巴西，輾轉來到台灣的歷程，很少人能夠像他有這樣的機會，擁有如此豐富的人生閱歷。他的故事，是一部真正有色彩、有內涵的美麗人生，從平凡之中看見大道理，從一點一滴之中，看見一個把握原則、堅持到底、熱愛生命、關懷社會，真正是「一路走來，始終如一」的勇者。

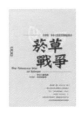

菸草戰爭
定價／250元　策劃／葉金川
作者／林妏純、詹建富

這本書描述台灣菸害防制工作的歷程，並記錄這項工作所有無名英雄的成就，從中美菸酒談判、菸害防制法的通過、菸品健康捐的開徵等。定名「菸草戰爭」，「戰爭」一詞主要是形容在菸害防制過程中的激烈與堅持，雖然戰爭是殘酷的，卻也是不得已的手段，而與其說這是反菸團體與菸商的對決、或是吸菸者心中存在戒於與否的猶豫掙扎，不如說這本書的戰爭指的是人類面對疾病與健康的選擇。

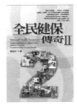

全民健保傳奇II
定價／250元　作者／葉金川

健保從「爹爹（執政的民進黨）不疼，娘親（建立健保的國民黨）不愛，哥哥（衛生署）姐姐（健保局）沒辦法」的艱困坎坷中開始，在許多人努力建構後，它著實照顧了大多數的人。此時健保正面臨轉型，你又是如何看待健保的？「全民健保傳奇II」介紹全民健保的全貌與精神，健保局首任總經理葉金川，以一個關心全民健保未來的角度著眼，從制度的孕育、初生、發展、成長，以及未來等階段，娓娓道出，引導我們再次更深層地思考，共同決定如何讓它繼續經營。

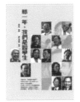

那一年，我們是醫學生
定價／250元　策劃／葉金川

醫師脫下白袍後，還可以做什麼？這是介紹醫師生活與社會互動的書籍，從醫學生活化、人文關懷的角度出發。由董氏基金會前執行長葉金川策畫，以其大學時期(台大醫學系)的十一位同學為對象，除了醫師，他們也扮演其他角色，如賽車手、鋼琴家、作家、畫家等，內容涵蓋當年趣事、共同回憶、專業與非專業間的生活、對自己最滿意的成就及夢想等。

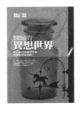

醫師的異想世界
定價／280元　策劃／葉金川
總編輯／葉雅馨

除了看診、學術……懸壺濟世的醫師們，是否有著不同面貌？《醫師的異想世界》一書訪問十位勇敢築夢，保有赤子之心的醫師（包括沈富雄、侯文詠、羅大佑、葉金川、陳永興等），由其暢談自我的異想，及如何追求、實現異想的心路歷程。

公共衛生系列

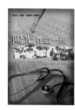

陽光，在這一班

定價／250元　策劃／葉金川　總編輯／葉雅馨

這一班的同學，無論身處哪一個職位，是衛生署署長、是政治領袖、是哪個學院或醫院的院長、主任、教授……碰到面，每個人還是直呼其名，從沒有誰誰高誰一等的優勢。總在榮耀共享、煩憂分擔的同班情誼中。他們專業外的體悟與生活哲學，將勾起你一段懷念的校園往事！

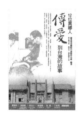

12位異鄉人，傳愛到台灣的故事

定價／300元
編著／羅東聖母醫院口述歷史小組

你願意把60年的時光，無私奉獻在一個團體、一個島嶼、一群與你「語言不通」、「文化不同」的人身上？本書敘述著12個異國人，從年少就到台灣，他們一輩子把最精華的青春，都留在台灣的偏遠地區，為殘障者、智障者、結核病患、小兒麻痺兒童、失智老人、原住民、弱勢者服務，他們是一群比台灣人更愛台灣人的異鄉人……

繽紛人生系列

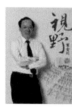

視野

定價／300元　作者／葉金川

在書中可看到前衛生署長葉金川制訂衛生政策時的堅持、決策與全心全意，也滿載他豐富的情感。他用一個又一個的心情故事，分享生命中的快樂與能量，這是一本能啟發你對工作生活的想望、重新點燃生活熱誠、開啟另一個人生視野的好書！

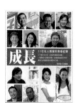

成長－11位名人偶像的青春紀事

定價／250元　總編輯／葉雅馨

人不輕狂枉少年，成長總有酸甜苦澀事。11個最動人真摯的故事，給遇到困境挫折的你，最無比的鼓勵與勇敢面對的力量。

ㄏㄨㄚ、心情繪本系列

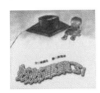

姊姊畢業了
定價／250元　文／陳質采　圖／黃嘉慈

「姊姊畢業了」是首本以台灣兒童生活事件為主軸發展描寫的繪本，描述姊姊畢業，一向跟著上學的弟弟悵然若失、面臨分離與失落的心情故事，期盼本書能讓孩子從閱讀中體會所謂焦慮與失落的情緒，也藉以陪伴孩子度過低潮。

運動紓壓系列

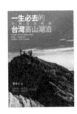

《行男百岳物語》一生必去的台灣高山湖泊
定價／280元　作者／葉金川

這是關於一位積極行動的男子和山友完成攀登百岳的故事。書裡有人與自然親近的驚險感人故事，也有一則則登高山、下湖泊的記趣；跟著閱讀的風景，你可窺見台灣高山湖泊之美。

大腦喜歡你運動

台灣第一本運動提升EQ、IQ、HQ的生活實踐版

總 編 輯／葉雅馨
主　　編／楊育浩
執行編輯／戴怡君、蔡睿縈、李明瑾
編輯校對／李麗亭、謝秉廷、周聖偉、王秋婷

出版發行／財團法人董氏基金會
董 事 長／謝孟雄
執 行 長／姚思遠

住　　址／台北市復興北路57號12樓之3
電　　話／(02)27766133
傳　　真／(02)27513606
網　　址／www.jtf.org.tw/psyche
E-mail／mhjtf@jtf.org.tw

採　　訪／吳佩琪、姚淑儀、張雅雯、黃倩茹
封面設計／劉涵芬
內頁排版／梁蘊華

總經銷／吳氏圖書股份有限公司
電　　話／02-32340036
傳　　真／02-32340037

國家圖書館出版品預行編目(CIP)資料

大腦喜歡你運動：臺灣第一本運動提升EQ、IQ、
HQ的生活實踐版 / 葉雅馨總編輯. -- 初版. --
臺北市：董氏基金會, 2012.02
208面；23公分
ISBN 978-957-41-8876-5(平裝)

1.運動健康 2.運動療法

411.71　　　　　　　　　　　　　　101000978